分子栄養学のすすめ

健康自主管理の基礎知識

三石 巌
MITSUISHI Iwao

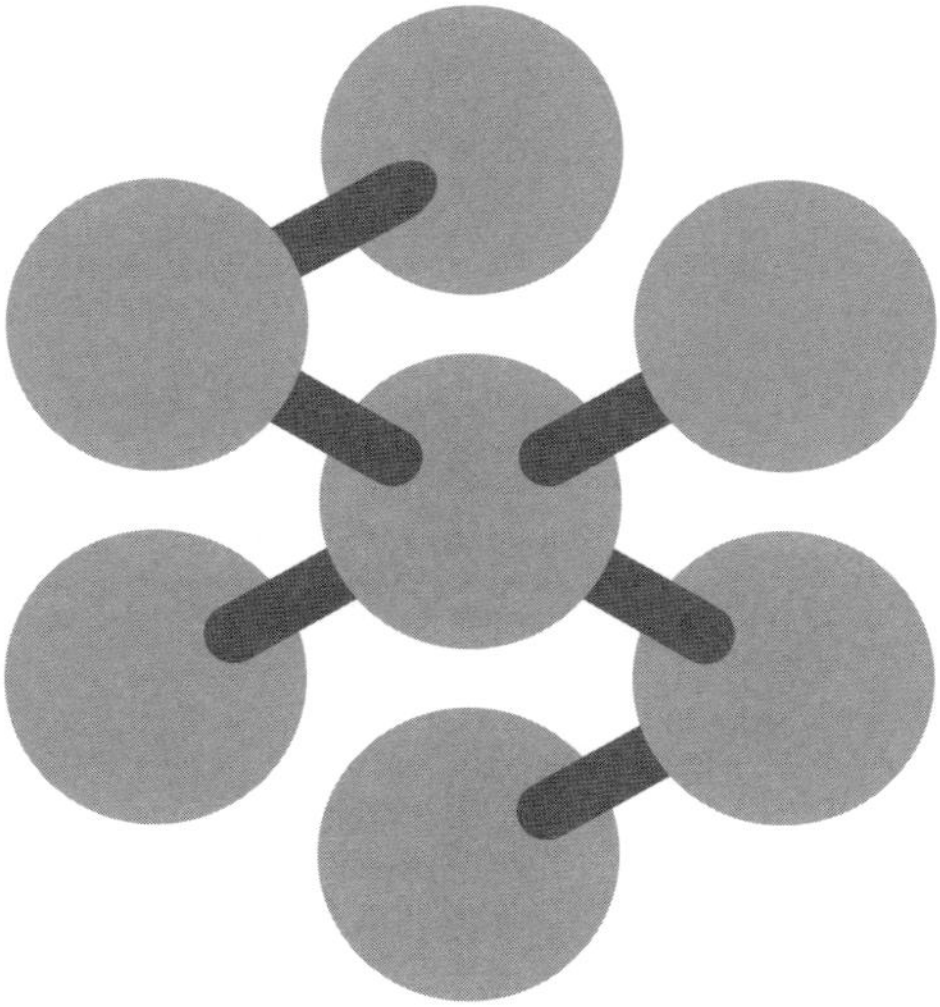

健康自主管理システム 1

1、本シリーズは『三石巌による健康自主管理システム全5巻』（阿部出版刊）を、『健康自主管理システム全5巻』として新たに刊行した。

2、本書は『健康自主管理のための栄養学』（阿部出版刊）を、『分子栄養学のすすめ－健康自主管理の基礎知識』と改題し、再編集したものである。

3、本書は刊行時における科学的視点から、著者が設立した三石理論研究所の半田節子所長による解説を加えた。

プロローグ

1988年の暮れ、昭和天皇の症状が、一日に何回も、繰り返し発表・報道されたころのことです。ある日のこと、宮内庁からのラジオ中継放送が始まると、いきなりカラスの鳴き騒ぐ声が入りました。アナウンサーも、それを取り上げていましたが、この鋭敏な嗅覚の持ち主は、上昇気流に運ばれる不吉なにおいをかぎつけたに違いありません。

ところが、天皇と同年の私は、今、このプロローグを書いているのです。そして年末には、スキーを予定しています。

この大きな違いは、どこからきたのでしょうか。

常識的に考えれば、体質を問題にしなければなりません。しかし、80歳を超える体質には、少なくとも一つの共通因子があります。それは、DW9というHLAです。HLAについては本文（88ページ以下）に説明がありますので、ここでは何も言わずにすませたいと思います。

そうなると、違いのもとは、別のところに求めなければならなくなります。それは、どこなのでしょうか。

順序としてそれは、生活条件ということになるはずです。天皇の生活条件が最高のであることは、申すまでもありますまい。これと私の条件とは、文字通り雲泥の違いです。私ときたら、小学校は、そのころ特殊学校と呼ばれていた貧民学校で過ごしました。大学に入るころに父が失明し、一家を支えるはめになりました。だから、勉強そっちのけの大学時代を過ごしました。大多数の国民が貧困だった時代のことですから、当たり前といえばそれまでですが、中でも特にひどい生活条件でした。それが、劣悪な栄養条件を招きました。今にして思えば、末弟の死は低タンパク食によるものです。

私のハンディキャップは、もう一つあります。それは鉛中毒による、重症糖尿病患者であることです。私の家の近くに、電線工場があります。この工場の排煙が、鉛とカドミウムを周辺にふりまいていたのです。

報道によれば、天皇は、５人の医師にかこまれていたようです。ところが私は、家庭医をもたず、検診にも行かない人間です。要するに私は、健康管理を医師にまかせるつもりがまったくないのです。それは、天皇との根本的な違いといえるでしょう。

そうかといって、私が、医師と無縁で暮らしているわけではありません。歯医者には1年中通っています。1年に1回ぐらいは、インシュリンの注射量を決めるために診療所を訪ねます。10年ほど前には、水晶体を人工レンズと交換するために入院しました。２年前には、中足骨骨折で外科医にかかりました。また、鉛中毒の症状がひどいときには、専門医のいる病院にも通ったものです。

でもこれが、私と医者との関係のすべてだといってよいでしょう。

天皇より条件の悪い点として、何より重要なものは、食生活ということになるでしょう。それが私には、学生時代と戦争中と、極端な時期が2回もあったのです。ここにもまた、雲泥の差がありました。

一方にはいたれりつくせりの生活があり、一方にはいたらずつくせずの生活があります。それなのに、少なくとも現時点での健康レベルを比較すると、いたれりつくせりの方が低いのです。私は、その根拠にふれてみたいと思います。

問題をとりとめなく広げてはまずいので、ガンにしぼることにしましょう。現代医学は、ガン対策の焦点は早期発見にあるとしています。ところが、何人もいる侍医が、天皇のガンの早期発見に失敗したことになります。

私は今、この本と並行して、『ガンは予防できる』という本を書いています。これは、私がガンにならずにいるのは、決して偶然ではなく、裏付けのある必然だということを書いた本です。ガンという恐怖の病気を防ぐ手段があることを解説し、その実践の方法、つまり私がやっている方法を書いた本なのです。

私は、医師でも、生理学者でもありません。しかし私は、人体についてというより、生命についての基礎になる知識をもっています。そこから生まれた分子栄養学に対して、私は、大きな信頼をおいています。私が、天皇よりも、また同級生たちよりも長生きをするつもりでいることの根拠は、そこにあるのです。糖尿病でありながらです。

私は、50年ほどの間、大学で物理を講じましたが、終始一貫して本を書いてきました。その点数は300に近く、その一割は「三石巌全業績」（現代書林）に収録されています。それを読んでいただければ、このプロローグに書かれたことの背景が、よくお分かりになることと思います。

この本が、私の分子栄養学の解説であることは、書名からお分かりと思います。「三石巌全業績」第3巻の『分子栄養学序説』をくだいたものとみていただいてよいと思います。

このプロローグは、1988年12月10日、87歳の誕生パーティーが銀座資生堂で催された日に、記念として書いたものです。

1988年12月

三石　巌

目次

1　健康を「レベル」で考えよう

健康という言葉は、毎日どこかで使われています。それも、いたって気軽にです。ところで、健康とは何を意味する言葉なのでしょうか。それがはっきりしないと困ります。健康管理という言葉も、はっきりしなくなってしまいます。

ある人は、言うかもしれません。健康とは病気でないことに決まっているではないか、と。でもその定義には、賛成しかねます。というのは、病気になったら健康管理ができないことになるからです。健康のもちあわせがないのに、それを管理することを問題にするのは、矛盾しています。

そこでまず我々は、病人にも健康があると考えなければならなくなります。病人にも健康はあるけれど、その「レベル」が低いだけというのが、正しいと思います。そこで私は、「健康レベル」という新語を作りました。それが、私のいくつかの著書で使われているのを、ご承知の方もいらっしゃると思います。

健康を回復する、という発想がありますが、これは、失われた健康を取り戻すことではなく、低下した健康レベルを、元に戻すという意味にとることになります。そしてそれこそが、現実的だという気がするのです。

不健康という言葉も、日常的に使われています。これは、レベルの低い健康という意味にとればよいことになります。

こんなふうに考えていくと、命のある間は健康があるわけで、死ぬときに初めて健康レベルが、ゼロにまで下がると考えることになるでしょう。健康を失うとき、それは死を意味するのです。

このような考え方が、非常識であり不自然でもある、とお感じの方がおいでかもしれません。しかし、私に言わせれば、健康と不健康、健康と病気、という具合に対立する二つを設定することこそが、非現実的であり不自然であるのです。

健康レベルの考え方の特長は、それが科学的だという点にある、と自画自賛をしたいのです。健康と不健康、健康と病気とを対立させると、二つの間が不連続になります。それはイエスとノーの関係になるから、二つのものが、まったく違う概念になるのです。

一般に、レベルというものは、日本語にすれば水準ということで、水かさ（水位）を意味します。だからこれは、数字で表される性質のものでしょう。科学的だという根拠は、この点なのです。

私は、旧制や新制の大学で物理学の講義をしてきた人間ですが、黒板に書くのは数学の式ばかりでした。これは、ニュートンの方法なのです。

カントといえば歴史上有名な大哲学者ですが、彼は学問の本質をつきつめて、ニュートンの力学が学問のモデルであるという結論に達しました。このときから、物理学は自然科学の中心であるばかりでなく、すべての学問のお手本ということになりました。

私は、ここによけいなことを書いたことになるのかもしれませんが、健康を考えるにあたって、それを一歩でも学問らしくするためには、数を使う道を開く必要があるというのが、ここでの立場であることを強調しておきたいのです。

ニュートンの有名な言葉に、「自然は飛躍をしない」というのがあります。これを裏返せば、「自然は連続である」となるでしょう。飛躍は不連続を意味するからです。

健康と不健康とは、対立的であり不連続です。健康と病気とについても、同じことがいえるでしょう。健康と病気とは、もともと連続したものなのです。ある日突然、脳卒中が起きたとしても、下地の病変は、じわじわと作られていたということです。

高血圧と正常血圧の中間の領域が、境界型高血圧ということになっています。仮に正常血圧を健康、高血圧を病気としたら、これはまさしく不連続です。これでは実際上困るから境界型を設けたのでしょう。ガンというしたたかな病気でさえもが、40歳までに、何回もすべての人をアタックし、気づかれないままに治っているという話さえあるのです。

私たちは、日常の経験の中で、気分の良い日と悪い日とがあることを知っています。頭のさえた日とさえない日とがあることも知っています。これを、健康レベルの高い日もあり低い日もあるというふうに、私は考えるのです。むろん、これは病人にも当てはまります。

それでは、健康レベルを数字で表すには、どうすればよいのでしょうか。

これは私の構想ですが、まず、極限の健康レベルを10とします。極限とは、これ以上にはできないというギリギリの限界のことです。これは一人ひとりについてのもので、他人と比べる性質のものではありません。そんな比較はしない方がよいのです。

例を挙げて、説明しましょう。

ある一日、Aさんはとびきり気分の良い日を過ごしました。思った通りに仕事がすすみ、寝ざめも眠りも快適でした。Aさんは、これ以上すこやかな一日はめったにないと思いました。

さて、この日のAさんの健康レベルは、10ということになるでしょうか。

ある人は、これが10でなくてどうするんだ、と言うでしょう。ところが私は、これをいきなり10にすることをためらいます。

私の栄養学の解説は、だんだんに展開されるはずですが、それによると、Aさんのこの日の健康レベルが10であるとは決められない、むしろ10より低いだろうという、推測が生まれるのです。

というのは、極限の健康レベルを獲得するための条件というものがあって、それを知らないと、健康レベルを10にするのは困難だということなのです。

そこでもし、Aさんが、この本で得た知識を実行に移してみたとしましょう。その結果、ここの例にとった一日より、さらに快適な一日が過ごせたとします。これと比べたら、以前の健康レベルは、せいぜい8か9どまりの感じだったとしましょう。するとそのある日の健康レベルを10としたのは、間違いだったことになるでしょう。つまり、極限の健康レベルは、ただでは転がり込んでこないということです。

こう考えると、健康管理とは、健康レベルを可能な限り押し上げること、といえばよいことになります。

子どもや、10歳代、20歳代の青年には、この話はあまり通りがよくないかと思います。その代わり、40歳代ぐらいから上の、いわゆる中高年の方々には、はっきり自覚できる現象がみられるはずだと思います。

こういうわけで、健康管理という言葉は、健康レベルを考えに入れたとき、はっきりとらえられるのです。健康管理とは、健康レベルを高めることであり、それも、極限まで高めるための努力である、と定義してよいのです。そしてそれを、自分の判断と自分の方法でやるのが、「健康自主管理」というものです。これはすべての人にとって、死の日まで意義をもつ営みということができるでしょう。

風邪をひいたりすると、その日の健康レベルは、ぐんと下がります。適切な健康管理でそれが上がったとすれば、症状は軽くなったのであり、風邪はよくなったのです。そう考えれば、健康管理は、いわゆる病気を治す方法としても有効性をもつことになりましょう。

また、健康管理が、極限の健康レベル達成の方法であるならば、これによって病気を防ぐこともできるはずです。老化についても、同じように考えてよいのです。

「生命を大切にする」という思想があります。このためにもっとも重要なことは、健康自主管理の実践だということができます。そしてそれを効果的に行うためには、それ相応の知識がいることは明白です。同時に、そこには情報の蓄積が必要なことも確かです。

勉強不足では、健康管理が、見当外れになりかねないことを心得ることも、肝心です。

2　健康のチェックポイント

健康を確かめあう会話は、例えばこんなものになるでしょう。

「このごろはよく眠れるのかい？　この前あったときには、寝つきが悪いとかこぼしていたが」

「いや、いつの間にかよく眠れるようになったよ。朝の気分は爽快だよ」

よく眠れるかどうかは、健康のチェックポイントの一つになっているようです。もちろんそれは、素人同士の間でのことですが。

快眠・快便・快食という言葉をよく聞きます。これを、健康のチェックポイントにする習慣は、広く、かつ根強いようです。快便というのは、気持ちの良い便通があるということです。便秘もなく下痢もなく、正常の便が、規則正しい周期で出るということでしょう。そして快食とは、適当に食欲があって、食事がおいしく食べられるということでしょう。

よく考えてみると、快眠・快便・快食は、豚や猫などの健康レベルのチェックポイントとしては十分に機能するけれど、番犬や乳牛にはどうかな、という疑問がわきます。番犬は番犬としての役に立ち、乳牛は乳牛としての役に立って初めて、健康レベルの高さが評価されるからです。人間の場合、赤ちゃんだったら、快眠・快便・快食で周囲は満足しますが、大の大人が、よく眠り、よく食べ、よく大便をしたからといって、それだけで喜ぶことはありません。そういうこともあってか、「やたらに風邪をひかない」を、この三拍子にくっつけて、以上の四つを健康のチェックポイントにするのが、普通一般の考え方のようでもあります。

私ごとになりますが、この15年ほど前の数年間、妻がやたらに風邪をひきました。[*1]スルピリンという、いわゆるピリン系の風邪薬の注射がよく効くのですが、二〜三日もするとぶり返します。つまり年中、風邪のひきっぱなしのような状態でした。私の方はそれほどではありませんでしたが、やはりひんぱんに、風邪にみまわれました。

こういうことだと、私どもの健康レベルは、著しく低かったことになります。やがてこれが、鉛中毒のためだと分かり、その治療を始めると、風邪との縁はすっぱり切れました。そして今は、風邪をひくことなどめったにありません。それがビタミンCの大量摂取のおかげだということを、後で詳しく述べたいと思います。

それはそうとして、快眠・快便・快食・風邪知らず、と四拍子そろったら万々歳としている人がいるでしょうか。そういう種類の項目をいくつ挙げてみても、それをもって健康レベルのチェックをするという発想は、人間をただの生物とみる態度の表れだと思います。人間は生物であるに違いありませんが、このような考え方が正しいとは思わないのです。この問題の解答は、後回しにしましょう。

理論的な説明はともかく、この場面で、ビタミンCという栄養物質に、健康レベルを上げる作用のあることが分かりました。

なお、私どもの鉛中毒は、常習的な風邪ひきをもたらしたばかりでなく、さまざまな、重大な後遺症を残しています。この鉛汚染は、私の家から500メートルほどの距離にある、電線工場の煙突から出る排煙によるものです。この公害事件の真相と公害告発市民運動の経緯とは、私の著書『鉛が人間を呑みこむとき』(『三石巌全業績』第18巻)に、詳しく書かれています。

私の栄養学は、自分の健康管理の原則を求めるところから生まれたものといってよいのですが、そこに、いわゆる「公害」が一つのきっかけを作ったことは事実です。

ここまでに私は、健康のチェックポイントとして、快眠と快便と快食と、やたらに風邪をひくかどうか、の4点が挙げられているという俗説を手がかりとして、話をすすめてきました。しかし考えてみると、これは「すき」だらけです。眠りや便通や食欲が正常で、やたらに風邪をひかなければ、それで結構という態度はあまりに消極的ではないでしょうか。

アメリカでは健康診断のとき、「あなたは幸福ですか」「生きがいを感じていますか」などと、医師に尋ねられるそうです。このようなチェックポイントを健康レベルにつなげることは積極的で、しかも人間的で、健康の本質をついているように思います。こんなところにも、日本と西欧の、ものの考え方の違いがあるとすると、少し寂しくなります。杉靖三郎博士の本には、「異常がなければ健康と診断する」と書いてあります。むろん、それではいけないという趣旨が背景にはあるのですが。

ところでWHO憲章によれば、「健康とは、病気や虚弱でないだけでなく、肉体的にも精神的にも社会的にも、完全に良好な状態にあることを意味する」とあるそうです。これを診断の相手への質問の形にすれば、アメリカ式になるのではないでしょうか。

ある日テレビを見ていたら、ソウルオリンピックの女子マラソンの場面が現れました。そして、日本選手がふるわなかったことを報じていました。そのうちの1人が、外人選手が暑さに強いことを指摘していました。

スポーツ選手は、コンディションが良いとか、悪いとか言います。先の日本選手は、暑さでコンディションをくずした、ということのように聞こえました。

このスポーツ選手のコンディションといわれるものは、私の言う健康レベルの一側面を表しているのです。コンディションが良いとは、スポーツ選手にとっては、健康レベルが高いことと同じ意味をもっているのではないでしょうか。

人間という動物は、ほかの動物と違って、大なり小なり何かの目的をもって、その日その日を過ごしています。その目的は、事務であったり、車の運転であったり、より速く走ることであったり、歌を歌うことであったり、家事であったり、種々雑多です。その目的を果たすにあたって、幸福感を覚え、しかも、しんどいと思うことなく、すべてが快適にスムーズに進行するなら、何も言うことはありません。このようなとき、私の言う健康レベルが高いとしてよいでしょう。その最高値を極限までもっていくのが健康管理の目標だ、と受け取っていただきたいのです。

実をいうと、私はかねがね、スポーツマンだけが身体のコンディションという言葉を使うのを、苦々しく思っていました。コンディションが、ただちに成績につながる事実がはっきりしていることから、こんな習慣が生まれたのでしょう。そのためにスポーツマンは、コンディションを気にするのだと思います。

私に言わせれば、すべての人が、その日その日の身体のコンディションを問題にすべきです。コンディションが良ければ良いほど、その一日の価値は高いのです。それは、充実感や生きがいに通じることになるでしょう。このような考え方をすれば、健康というつかまえにくい言葉が、少しずつはっきりしてくるのではないでしょうか。

ここに書いたことをまとめると、健康レベルが高いということは、身体のコンディションが良いこと、つまり体調が良いことと同じ意味になってくるのです。

結局、健康イコール体調という関係を想定することになります。それがぴったりこないなら、健康とは、その日のコンディションと同じようなもの、といっておきましょう。

そうすれば、健康管理とは、コンディションを整えること、という意味になります。

スポーツ競技では、よくドーピングが問題になります。これは、成績を上げる目的で薬物を使うことです。私の考え方でいくと、ドーピングが健康管理の一つの有効な手段ということになってきます。けれども、もしその薬物が当座の健康レベルを上げることはできても、その後の健康レベルを犠牲にすることになっては困ります。そういう薬物は、スポーツの世界でなくても禁止されるべきです。

ここで結論をほのめかすとすれば、私は、無害のドーピングを頭においている、と言ってよいことになるでしょう。

筋肉強壮剤は、「タンパク同化ホルモン」です。これを長期間使用すると、収縮タンパクの量が増え、筋肉が増大するわけです。もっとも私は、栄養物質の投与は考えていても、薬物の投与は考えていません。

数年前、友人がユニバーシアードに参加する日本選手団の監督として、ルーマニアに遠征したときのことです。あちらの監督に、日本選手は、何をドーピングに使っているか、と尋ねられたそうです。そのとき、彼は何も使っていない、と答えたところ、そんなばかなことはあるまい、と言って信用してくれなかったとのことでした。ドーピングは、あちらではなかば常識になっているのかもしれません。

その友人によれば、女子の体操選手に、身体が大きくなるのをおさえるためのドーピングと、筋肉増強のための男性ホルモン（タンパク同化ホルモン）とを投与している国があるそうです。ここまでくると、限界健康レベルの話などは、消し飛んでしまいます。

私の言う限界健康レベルは、薬物などによるのではなく、栄養条件によって得られる極限の健康レベルなのです。

身体の側からすると、この限界健康レベルは、それぞれの人で、ほぼ一定に保たれる性質のものです。そしてこれは、環境条件によって、ある程度の変動を見せるものだと思います。

＊1　スルピリン　ピリン系の風邪薬。体温中枢に作用する解熱・鎮痛剤。風邪薬として知られる「アスピリン」は、サルチル酸系で、ピリン系ではない。

3　血液検査表をどう読むか

私は、健康のレベルを数量化するために「健康レベル」という新しい言葉を提唱しました。しかし、その具体的な数字を出せ、と言われたらお手上げです。自信をもって言えるのは、死人の場合だけといってよいでしょう。

ところで医師は、健康診断ということをやります。そして、たくさんの検査項目について、数値を書き込んだ検査表を見せて、なんだかんだ、と説明をします。そして例えば、総コレステロール値が高いから卵を食べないようになどと、日常生活についてのアドバイスをしてくれます。

ここにコレステロールと卵の例を出したのは、実は頭の古い医師への当てこすりなのです。卵を食べてコレステロールが増えることは、ほとんどありません。これについては、多くの実験例があるのです。

ところで、問題の検査表には数字が並んでいます。医師がそれを見て、何かを言うところをみれば、これに健康のチェックポイントのような意味があると、考えざるを得ません。しかし、それらの数値のどれもが健康レベルとの間に密接な関係をもつ、と考えることはできないでしょう。その数字をどのように組み合わせても、健康レベルの数値は出ないのです。

これは、健康診断に、健康レベルの評価としての意義がとぼしいことを示すものといえましょう。ここには、ＷＨＯ憲章が主張している、健康とは病気がないことだけを指すのではない、という発想を否定する健康観が表れている、と言わなければなりません。つまりこれは、健康診断ではなく、病気診断というべき性格のものだからです。

それはそうとして、血液検査表に書かれている、病気のチェックポイントを見せられても、素人には何のことか分からないのが普通です。そこで、27ページの私の血液検査表にそって、主な項目の簡単な解説をしておきます。何かの役に立てば幸いです。

最初に出てくるのは、血清タンパクの組成です。これには種類があるわけですが、そのそれぞれのパーセンテージの数値が並んでいます。その比率が、標準値と比べて大きいか小さいかが示されているのです。標準値は、私の表では右から2番目の枠に記されています。

アルブミンは、血液の場合、水溶性タンパクの総称となっています。低タンパク血症と呼ばれる病気がありますが、これは、低アルブミン血症と同じことになります。

アルブミンの合成は、肝臓で行われますから、これの不足の原因としては、肝障害または栄養不良が考えられます。ネフローゼではアルブミンの流出があるので、これも低アルブミン血症の原因になります。心臓か腎臓に故障があってむくみが起きているときには、水分が多すぎて血液が薄められるために、低アルブミン血症の傾向が現れます。

血清タンパクは大きく分けると、アルブミンとグロブリンの二つになります。Ａ／Ｇとあるのは、その比の値です。

血清タンパクは、いろいろなタンパク質の混合物ですが、これを管の中でだんだら模様にして分離する方法があります。そのだんだらの一つひとつを分画というのです。「蛋白分画」とあるのはその意味です。

次はTTTです。これはチモール混濁試験の頭文字をとったものです。血清にチモールという試薬を加えると、アンモニアや硝酸塩など、血中に微量にしかないはずの物質が検出されます。その量を調べる試験ということです。

また、ZTTというのがあります。これは硫酸亜鉛混濁試験のことです。肝硬変があると、この数値が大きくなります。

この表にはありませんが、CCLF（血清膠質《こうしつ》反応）というものがあります。血清はもともと透明なものですが、試薬を入れて、そこに沈澱ができるかどうかを検査するのがCCLFです。肝機能、またはリンパ球系細胞の異状をみるための検査です。

黄疸指数というのは、黄疸の程度を表し、モイレングラハトというデンマークの医師の名前が、単位になっています。これは、次に挙げるビリルビンの濃度を測る、簡単な方法になっています。

ビリルビンは胆汁色素の主成分で、つまり、大便を染めている色素です。これが血中に大量に出てくれば、黄疸ということになります。

血液検査表

総蛋白	TP		6.6~8.0 g/dℓ	※25
アルブミン	AIB		4.0~4.4 g/dℓ	※25
A／G	A/G		1.1~1.7	※25
蛋白分画 Al β	Al β		Al 56~70 β 6.3~11.1%	※40
蛋白分画 α_1 γ	α_1 γ		α_1 1.5~4.6 γ 9.9~20.0%	
蛋白分画 α_2 A/G	α_2 A G		α_2 5.1~10.8 A/G 1.3~2.4	
TTT	TTT	1.4	4以下 U	※25
ZTT	ZTT	3.5	2~12 U	※25
黄疸指数	MG		3~7 U	※25
総ビリルビン	T-Bil	0.84	1.0以下 mg/dℓ	※25
直接ビリルビン	D-Bil		0.3以下 mg/dℓ	※25
間接ビリルビン	ID-Bil		0.7以下 mg/dℓ	
ALP	AlP	9.2	3.0~10.0 U	※25
酸性フォスファターゼ	ACP		0.5~3.5 U	※25
コリンエステラーゼ	CHE		ΔPH 0.7~1.2	※25
GOT	GOT	21	5~40 IU	※40
GPT	GPT	16	0~35 IU	※10
LAP	LAP		70~200 U	※25
γ－GTP	γ－GTP		0~40 mU/dℓ	※25
MAO	MAO		0~35 U	60
LDH	LDH		50~400 IU	※25
HBD	HBD		37~167 U	※25
CPK	CPK		18~86 U	※25
アミラーゼ	Amy	112	60~160 U	※25
総コレステロール	Tcho	234	130~250 mg/dℓ	※40
コレステロールエステル	エステル		65~80 %	※25
HDLコレステロール	HDL-C	45	♂ 37~67 ♀ 50~71 mg/dℓ	※40
β－リポ蛋白	β-LP		200~625 mg/dℓ	※40
中性脂肪	TG	H 190	50~150 mg/dℓ	※25
総脂質	T-Li		350~800 mg/dℓ	※40
リン脂質	P-Li		150~250 mg/dℓ	※40
遊離脂肪酸	NEFA		0.20~0.60 mEq/ℓ	※10
ナトリウム	Na		135~145 mEq/ℓ	※25
クロール	Cl		96~108 mEq/ℓ	
カリウム	K		3.6~4.8 mEq/ℓ	※25
カルシウム	Ca		4.5~5.5 mEq/ℓ	※25
無機リン	IP		3.0~4.5 mg/dℓ	※25
血清鉄	Fe		♂ 60~210 ♀ 50~170 μg/dℓ	※25
総鉄結合能	TIBC		250~440 μg/dℓ	※40
不飽和鉄結合能	UIBC		150~350 μg/dℓ	※40
尿素窒素	BUN	18.6	10.0~20.0 mg/dℓ	※25
クレアチニン	CREA		0.6~1.2 mg/dℓ	※25
クレアチン	クレアチン		0.4~0.8 mg/dℓ	※25
尿酸	UA	4.9	♂ 2.9~6.7 ♀ 1.8~5.8 mg/dℓ	※25
シアル酸	SA		50~75 mg/dℓ	60
血糖	BZ		空腹時 65~106 mg/dℓ	※25
グリコヘモグロビンA₁	HbA_1		5.5~8.5 %	80

白血球数	WBC	5400	4000~9000/μℓ	30
赤血球数	RBC	499	♂ 430~530 ♀ 380~480万/μℓ	
ヘモグロビン	Hb	H 16.4	♂ 13.0~16.0 ♀ 11.0~15.0g/dℓ	
ヘマトクリット	Ht	H 49.9	♂ 40~47 ♀ 36~45 %	
MCV	MCV	H 100	85~99 fl	
MCH	MCH	32.6	27~35 pg	
MCHC	MCHC	32.9	32~36 %	
血小板数	Pl	L 15.9	18.0~35.0万/μℓ	30
網赤血球数	Re		5~15 ‰	30
血液像 Neutro Stab	St		2.0~13.0 %	40
血液像 Neutro Seg	Seg		38.0~58.0 %	
血液像 Eosin	Eo		0.5~6.5 %	
血液像 Baso	Ba		0~1.0 %	
血液像 Mono	Mo		2.0~6.0 %	
血液像 Lymph	Ly		25.0~45.0 %	
血液像 Others (%)				
血液像 赤血球所見	大小不同（　）奇形（　）多染性（　）低色素性（　） 有核 その他			
好酸球数	Eoc		70~450 /μℓ	30
LE細胞	LEcell		（－）	80
赤沈 1時間値	ESR1		♂ 5以下 ♀ 10以下mm	10
赤沈 2時間値	ESR2		♂ 10以下 ♀ 20以下mm	

豊島区医師会センター報　63年12月17日責任者　岩崎

検　査　報　告　書（3）

(　　　)　　殿

検査材料　　Dr

受付月日　受　年　月　日区分

受付番号　SPNo　性別　才

カルテNo　カルテ　年　月　日生

患者名　殿

AFP（定性）	AFP		（－） ng/mℓ	60
CRP	CRP		（－）~（±）	35
RA	RA		（－）	40
ASO	ASO		166以下 Todd	30
HBs抗原（R-PHA）	HBsAg		（－）	65
HBs抗体（PHA）	HBsAb			65
HBc抗体（PHA）	HBcAb			280
HBe抗原（R-PHA）	HBeAg		（－）	75
HBe抗体（PHA）	HBeAb			85
寒冷凝集反応	Cold		16以下 倍	20
マイコプラズマ	MYC		40以下 倍	70
LE因子	LE		（－）	100
抗核抗体（蛍光法）	抗核		20以下 倍	100
抗DNA抗体（PHA）	抗DNA		80以下 倍	100

その下は、ＡＬＰという項目です。これは、アルカリフォスファターゼの略号で、酵素の一種を表します。肝臓・胆道・骨などに異常があると、数値が上昇します。光化学スモッグにやられても、高値になるとされています。

これも、この表にはありませんが、ＩＣＧ停滞率というのがあります。ＩＣＧとは、インドシアニングリーンという緑色の染料の名前です。このものが血中に入ると、血清アルブミンというタンパク質に結合します。これが、肝臓に入るとアルブミンから遊離して胆汁に出ていきます。だから、肝臓の血流量が少ないと、ＩＣＧは血中に停滞するわけです。

肝臓の血流量の減少する病気は、肝硬変・慢性肝炎などです。

フォスファターゼという酵素には、アルカリ性で働くもののほかに、酸性で働くものがあります。これが酸性フォスファターゼです。この数値は前立腺に異常があると高くなります。

コリンエステラーゼも、酵素の一種です。この酵素は、アセチルコリンという神経伝達物質を分解するのが役目です。これの数値が高いのは、ネフローゼ・甲状腺機能亢進症、低いのは、肝硬変・慢性肝炎・ガン・甲状腺機能低下症・有機リン中毒などです。

ＧＯＴ・ＧＰＴは、よく話に出てくる酵素です。

ＧＯＴは全身に存在する酵素ですが、炎症や虚血（局所的貧血）などが起きると、細胞から血中に流出します。それで、肝炎や心筋梗塞のとき、血中ＧＯＴは高値になります。

ＧＰＴは肝臓に多く含まれていますが、そこに障害があると肝細胞を出ていくので、その血中の濃度が上がります。ウイルス性肝炎や胆管閉塞のとき、これが顕著です。病気の診断には、GOTとGPTとの、どちらが多いかも参考になるようです。肝硬変・アルコール性肝障害・閉塞性黄疸などではGOTの方が多く、慢性肝炎ではGPTの方が多いそうです。

LAPは、ロイシンアミノペプチダーゼという名のアミノ酸を切断する酵素です。胆汁が滞るような肝・胆道疾患で異常性を示します。

γ《ガンマ》―GTPは、肝臓で薬物を解毒する酵素で、LAPと同じく肝・胆道疾患の異常を測るものですが、特にアルコールに敏感に反応するので、「酒飲みの肝機能検査指標」といわれています。

MAO《マオ》は、モノアミン酸化酵素と呼ばれている酵素です。生化学者の大木幸介氏（信州大学講師）はこれをもじって「魔王」と呼んでいるほどのもので、アメリカの生理学者キャノンが、哺乳類にとって一番重要なホルモンだと言った、ノルアドレナリンの働きをなくす物質です。これの血中濃度が高いということは、精神の異常を示すことになるのかもしれませんが、肝臓病では低くなります。大木氏は、この酵素は、精神病ばかりでなく、睡眠や覚醒にも関係しているだろうと言っています。

次は、LDHです。これは、乳酸脱水素酵素のことです。内臓の細胞がこわれると、これが血中に放出されます。この現象は心筋梗塞のとき、特に顕著です。ウイルス性炎や肺塞栓症でも、ＬＤＨは高値になります。

ＣＰＫは、クレアチンフォスフォキナーゼという酵素です。筋肉には、クレアチンという物質があります。これは、肝臓で作られて筋肉に供給されるのです。筋肉では、クレアチンにリン酸を結合させてクレアチンリン酸を作ります。これは、エネルギー貯蔵物質として筋肉にとどまっています。このクレアチンリン酸を作る働きをするのが、ＣＰＫなのです。

ＣＰＫが血中に大量に検出されるのは、筋肉に異常のあるときです。だから、心筋梗塞があると、これが高値になります。

アミラーゼは、デンプン消化酵素の総称です。これの血中濃度が高いと、膵炎を疑われることになります。

総コレステロールというのは、コレステロールとコレステロールエステルの総量です。そしてコレステロールエステルとは、コレステロールに脂肪酸が結合したものです。

血中コレステロールは、善玉コレステロールと呼ばれるＨＤＬ、悪玉コレステロールと呼ばれるＬＤＬに含まれた形になっています。どちらもリポタンパクというもので、３字目のＬは、リポタンパクの頭文字です。リポタンパクは日本語にすれば脂タンパクになるもので、脂質とタンパク質との結合体です。この脂質の成分として、コレステロールも、コレステロールエステルも、中性脂肪も、リン脂質もあるわけです。ＨＤＬにおいてもＬＤＬにおいても、コレステロールエステルの量は、コレステロールの量の数倍に達しています。

検査項目に、「β《ベータ》リポ蛋白」があります。リポタンパクには、ＨＤＬやＬＤＬのほかにもいろいろあるわけですが、そのうちのβリポタンパクはインシュリン拮抗物質をかかえていて、インシュリンの働きをおさえるとされています。

脂質関係では、中性脂肪・総脂質・リン脂質・遊離脂肪酸などが並んでいます。こういうものが多いと、高脂血症と言われることになります。

ナトリウム・クロール（塩素）・カリウム・カルシウム・無機リン・血清鉄などは、いわゆるミネラルです。ミネラルとして重要なものは、ほかにもたくさんあります。そういう検査項目が抜けていることは、私の栄養学からすると大変困るのですが、その理由は、この本をお読みになれば理解されると思います。

検査項目を見ると、尿素窒素というのがあります。窒素はタンパク質の分解物ですから、これが血中にあるのは当然ですし、尿素は窒素化合物ですから、血中に尿素窒素があるのも当然です。

腎臓は、尿素を排出する役目をもっています。したがって、血中尿素の濃度が高いことは、腎機能の低下を意味することになります。ですから、尿素窒素値は、腎臓に異常があるかどうかの、目安の一つとされるのです。

クレアチニンは、ＣＰＫのところに出てきたクレアチンリン酸が、エネルギー放出の役割をすませた後の最終産物です。これはどんどん尿中に出ていくので、血中濃度は低いのですが、腎臓が悪いと、クレアチニン血中濃度は高くなります。

クレアチンは、クレアチンリン酸のもとになる物質で、90パーセント以上が筋肉中に存在します。これは、肝臓で作られて、血液によって筋肉に送られるのです。したがって、クレアチンの血中濃度が大きいことは、それを受け取る筋肉に異常があることを示します。

この現象は、心筋の場合に顕著にみられるでしょう。

次は、尿酸です。尿酸のもとは、核酸に含まれているプリンです。核酸といえば、遺伝に関係するＤＮＡとＲＮＡとですが、これにプリンを含むものがあるのです。

尿酸は、腎臓から尿へ出ていくものですが、腎機能が低下していると、それが血中に残ります。痛風患者では尿酸値が高いのですが、これが高くても、痛風が出るとは限りません。

シアル酸は、六炭糖の仲間の単糖です。これは、細胞膜や分泌液に含まれる、糖タンパクや糖脂質の構成成分の一つで、それらに粘度を与える物質です。

シアル酸値は、炎症性疾患・リウマチ・ガン・膠原病などで高くなります。病気の悪化につれて上昇して、回復がすすむにつれて低下するのが、シアル酸値の特徴です。

血糖というのは血中ブドウ糖のことで、これが高値だと糖尿病と診断されます。血糖値というのは、血液１００ミリリットル中のブドウ糖のミリグラム数です。健常者の血糖値は、空腹時に１１０以下、食後１時間の時点で１７０以下、食後２時間の時点で１４０以下とされています。

また、食後1時間の時点で200以上、2時間の時点で160以上だと、糖尿病ということになります。

この中間の数値の場合は、境界型糖尿病ということで、本物の糖尿病とはいわないことになっています。しかし、境界型は、真正糖尿病に移行しやすいといわれています。

グリコヘモグロビンとは、ブドウ糖（グルコース）と結合したヘモグロビン（血色素）のことです。この結合反応は非酵素的なもので、緩慢に起こります。もちろん、血中でブドウ糖濃度が高いほど、グリコヘモグロビンの量が多くなります。

グリコヘモグロビンの量は、2〜3ヵ月間の平均血糖値を示すので、そのコントロールがうまくいっていれば、この数値は10パーセント以下におさえられます。

ヘモグロビンは、血液を赤く染めている血色素のことです。これが少なければ、貧血ということになります。

ヘマトクリット値の低いのも、貧血の姿の一つですが、これは、赤血球の容積が全血液の容積の何パーセントを占めるかを表す数字です。これは静脈血で調べるので、全血液の数値と違ったものになります。

MCVは平均赤血球容積、MCHは平均赤血球ヘモグロビン量です。

MCHCは、平均赤血球ヘモグロビン濃度です。これは読んで字のごとく、一つひとつの赤血球に含まれるヘモグロビン（血色素）の重量比の平均値のことです。ひらたくいえば、これは、赤血球の中にヘモグロビン分子が、ぎっしりつまっているのか、それともまばらにつまっているのかを、数字で表したものといってよいのです。

誰が考えても、この数値が小さすぎれば、貧血ということが分かります。

網赤血球とは、生まれたての赤血球で、まだヘモグロビンを作る能力を保つものです。これは染料で染めると、網状のものが現れるので、網赤血球という名をもっています。

溶血性貧血・鉄欠乏性貧血・出血などが回復するとき、網赤血球数が増えます。

再生不良性貧血や白血病では、これの減少がみられます。

下の欄のCRPは、C反応性タンパクを意味します。このタンパク質は、肺炎をはじめとするもろもろの炎症が起きたとき、また組織の壊死が起きたときなど、急性期に現れるものです。

RAは、慢性関節リウマチの略号です。これの検査は、いわゆるリウマチ因子を目当てに行われます。免疫グロブリンG（IgG）というタンパク質がありますが、リウマチ因子とは、IgGに対する抗体なのです。

リウマチ因子はRA患者の80パーセントで陽性ですが、健常者でも陽性の人がいます。ですから、RAテストは百発百中とはいえません。症状が左右対称に現れることも、RAの目安になります。

ASOは、抗ストレプトリシンOを意味しています。ストレプトリシンOは赤血球溶解酵素で、これに抗（アンチ）が付いているのは、その抗体を示します。この数値が高いことは、少し前に溶連菌に感染したことを表しています。

ストレプトリシンは、連鎖球菌溶血素と訳されています。

HBsは、ヘモグロビンsの略号です。これは、鎌型赤血球ヘモグロビンの意味です。HBsは、1949年にアメリカのノーベル賞化学者ライナス・ポーリングが発見しました。それがあると、鎌型赤血球貧血になります。

HBs抗原とは、HBsそのものを指します。これに対する抗体が、HBs抗体です。HBs抗体があれば、HBsもあることになります。

これもまた表にはありませんが、α《アルファ》フェトプロテインという、胎児にみられ、成人にはみられないタンパク質があります。ガン胎児性タンパクの代表的なものです。肝細胞がガン化すると、これが血中に現れます。

異常妊娠や胎児奇形などでも、これが高値になることがあるそうです。

また、CEAという、ガン胎児性抗原もあります。これは、消化器ガン・肺ガン・乳ガンなどで高値になります。CEAの数値によって、ガンの進行度や予後の判断、あるいは治療効果の判定などができるとされています。

さて、寒冷凝集反応は、寒冷凝集素の検査です。これは自己抗体の一種で、15度以下の低温で、細菌や赤血球を凝集させます。

マイコプラズマ肺炎にこの寒冷凝集素が出現するので、これの存在が診断に利用されます。悪性リンパ腫・ウイルス性肺炎・伝染性単核症などでも、これが陽性になることがあります。

マイコプラズマは、風邪の原因の一つとされる微生物で、細胞壁をもたないことを特徴としています。細菌の多くは細胞壁という丈夫なコートをかぶって身体を保護しており、ペニシリンはその合成を止める薬です。マイコプラズマには効き目がなく、しつこい症状が続きます。若い人の肺炎の15～20パーセントはマイコプラズマ性といわれ、4年ごとに流行がみられます。

LEテストというのがあります。全身性エリテマトーデス（SLE）という病気では、LE細胞因子と呼ばれる液状の物質が血中に現れます。これも、「LE因子」として、検査表の項目に挙げられています。

LEテストもLE細胞因子の検査も、全身性エリテマトーデスの診断の方法なのです。

このほかにムコタンパクというのがありますが、これは、ムコ多糖体とタンパク質との結合体で、結合組織の重要な成分となっています。

BMGという、良性単クローン性ガンマグロブリン血症もあります。これは、単一の免疫グロブリンの血中濃度が高くなった状態を指します。

BMGの高値は、ガン・心臓血管障害・脳血管障害・慢性感染症などにみられますが、健康人、特に高齢者にもみられます。

また、ガラス板法という、梅毒の簡単な検査法があります。

ＴＰＨＡも、梅毒のテストです。感染の初期には、これが陰性に出ることがあります。

以上、血液検査表の主な項目について、簡単な紹介をしました。こういうものを受け取って、何のことか分からずにいるのも気分が悪いので、あえてここに紹介したわけです。

これをみれば、これらの数値が、私の言う健康レベルの数字と、直接的な関わりをもつとは考えにくいことがお分かりでしょう。

私とすれば、このことが分かっていただければよいのです。

4　命の炎を大きくするには

力士と私を比べてみましょうか。こんな比較をするのは、ばかげているかもしれません。そうはいっても、どちらも同じ人間なのですから、比較できないとはいえないでしょう。

この奇抜な比較のものさしとして、ロウソクを取り上げてみたいと思います。

1本のロウソクに火をつけてみましょう。それはだいだい色の炎を上げて、いかにも生きているかのように、かすかな息づかいを続けます。人の命は、このロウソクの炎に例えることができるのではないでしょうか。誰でも同様にということです。

力士の炎は、私の炎より何十倍も大きいような気がします。それは、見かけ上だけから言っているのではありません。むしろ、体力について言っているのです。

ロウソクの場合、炎が大きいのは、太いロウソクに限ります。お寺へ行くと、たくさんのロウソクを上げる台が、用意されていることがあるでしょう。あのロウソクは、細くて貧弱です。だから、光が弱々しいのです。

昔、百目《ひゃくめ》ロウソクという大きなロウソクがありました。百目とは100匁《もんめ》の意味ですから、これの1本の目方が100匁、つまり375グラムもあったわけです。百目ロウソクの炎は、大きく明るく、そして長もちします。命のロウソクが百目ロウソクのようでありたいと思うのが、人情ではないでしょうか。

火のついたロウソクの頭のところは、ロウが熱で溶けてくぼみができています。これをカップといいます。カップには、溶けたロウがたまっています。これが毛管現象で芯に吸い上げられ、熱で蒸気になり、そこに火がついて炎になるのです。

太いロウソクでは、カップが大きく、そこにたまった液体のロウの量が多く、蒸気の量も多いから、炎が大きくなるのです。

こんなことを考えただけでは、ロウソクの比喩も、大したありがたみはありません。では、命のロウソクの長さを考えてみましょう。それは一瞬も休むことなく、じわじわと短くなっていきます。あなたがもし20歳だとしたら、もうすでに20パーセント以上も長さが縮んでいます。

ここで、もう一つの見方があります。本物のロウソクはともかく、人間のロウソクの特徴は、太さが一定ではなくて、下の方へ細くなっていくことです。その細くなる角度を、テーパーと名付けることにしましょう。

あなたの周りに、老人がいく人かいるでしょう。よく観察してみると、歳の割にふけた人と、若々しい人がいることが、意外とはっきり分かります。この違いは、命のロウソクのテーパーの違いだとしてよいのではないでしょうか。

テーパーの付いていないロウソクだと、炎の大きさに変わりはないのですが、テーパーの大きいロウソクの炎は、時が経つにつれて小さくなります。

では、ロウソクの太さを決める要素は、何なのでしょうか。

力士が大食漢であることを知らない人はいないでしょう。ロウソクの太さを決める因子として、摂取カロリーがあることは明らかです。そのことは、歳をとるにつれて食欲が低下することから考えれば分かることです。そしてそれにつれて、ロウソクは、間違いなく細くなっていくのです。

ロウソクの太さを決めるもう一つの因子として、身体の細胞数を挙げることができるでしょう。人体の細胞数は60兆といわれますが、これは20歳の若者についていえることで、時々刻々と減っていきます。その減少率を一定だと仮定すると、一日9億個ほどになるので

命のロウソク

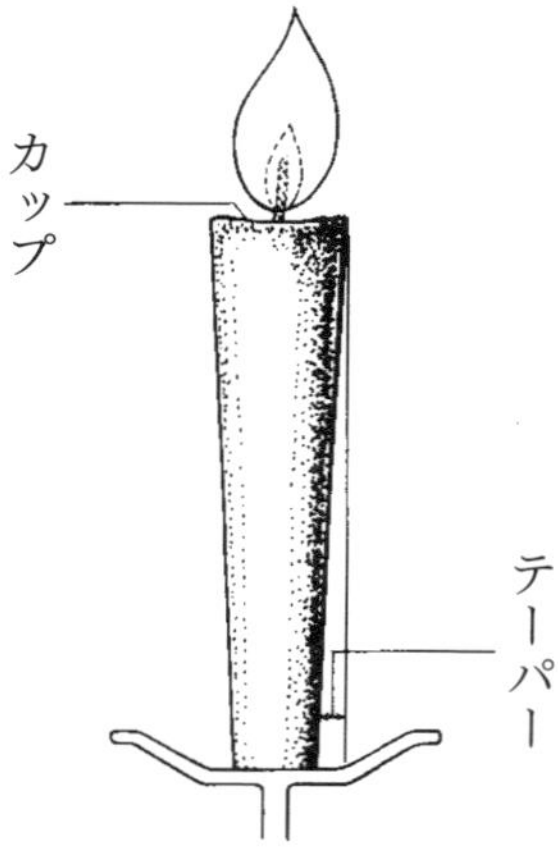

す。このことが、ロウソクにテーパーを付ける原因になります。だから、人間の命のロウソクには、例外なしにテーパーが付いているのです。百目ロウソクにはテーパーが付いていますが、普通のロウソクはずんどうです。この点で、本物のロウソクと命のロウソクとは、全然違うと言わなければなりません。

1988年の冬、私は、長野県の佐久市で講演をしました。そのとき私は、ロウソクの話をするつもりでいたのですが、前の晩、ホテルのベッドの中で、ふと思いついたことがありました。それは、人間の命に例えるロウソクは、1本でなく、太いのや細いのや、長いのや短いのや、テーパーの大きいのや小さいのや、いろいろなものがたくさん並んでいる方がおもしろかろう、というアイディアでした。一つの燭台の上に、何十本ものロウソクが、林のように並んで、炎を上げている様子を想像してみてください。たった1本のロウソクと比べて、この方が個性豊かだし、にぎやかだし、人の命の象徴としては、ふさわしいようです。

私の友だちには、若くしてはげた男が何人もいます。いわゆる若はげです。こういう人は、髪の毛を象徴するロウソクのテーパーが、人並み外れて大きいのです。でも、そのロウソクが短いかどうかは、別問題です。というのは、髪の毛が1本でも残っていれば、まだその炎は消えていないからです。

死の判定では、脳死がよく問題になります。脳が死んだら、命の炎は消えるという考え方が、多いようです。

歳をとっても、頭の働きがさほど衰えない人もあり、痴呆の出る人もあります。いずれにしても、最後は頭が働かなくなり、意識がなくなります。その時点で、脳の機能はゼロになります。そしてそのとき、死が訪れたのです。つまり、何十本かのロウソクの炎は、その瞬間に消えるのです。髪の毛どころか、脳や骨などの形がそのまま残っていても、命の炎はつきたのです。機能が失われたのです。

このとき、脳の微細構造は、くずれてドロドロになって、中枢器官であることを放棄してしまっているのです。心臓が動いていたとしても、それは実質上の死と言わなければならないでしょう。

ロウソクの炎がすべて消えた場面を見ると、骨のロウソクは、まだ太いまま残っています。人によっては、歯のロウソクはとっくになくなっています。でも、そんなことはすべて、まったく問題になりません。それが、死というものなのです。

死後について語ることは意味がなさそうですから、話を、生きている私の身体に戻すことにしましょう。

命の炎をロウソクに例えたとき、その太さを決める因子の一つとして、体細胞の数をとりました。そのことは、ロウソクの数を増やしたときにも当てはまります。肝臓のロウソクの太さは、肝細胞の数に比例するのです。

体細胞の数が減っていこうといくまいと、現時点で、細胞数は与えられた値になっているはずです。もし、ロウソクの太さが細胞数だけで決まるものならば、それはもう、どうにもならないことになります。でもそれは、実際的ではないのです。

ロウソクの太さは細胞数に比例する、としてよいと思います。そしてまたそれは、「代謝目標達成率」に比例する、としたいと思います。細胞の一つひとつはそれぞれに特有な役割をもっていますが、それは代謝の形で実現する性質のものです。そこで、それぞれの細胞に、代謝がフル操業のできる条件を与えられたかどうかが、健康レベルにとって重大な問題になってきます。代謝目標達成率とは、このことを数字で表すものです。私のプライベートな造語ですが。

この代謝目標達成率は、組織ごとに、臓器ごとに異なるものです。だからこそ、臓器ごと組織ごとに、1本ずつのロウソクを対応させるのが適当だ、というアイディアに到達したのでした。

要するに、ロウソクの太さは細胞数に比例し、また代謝目標達成率に比例することになります。つまりそれは、この二つの因子の積で決まるとしてよいのです。

代謝目標達成率が100であれば、そのロウソクの太さは、極限になります。つまり健康レベルは、10になります。細胞の数は常に与えられたもので、どうにもならない性格のものだからです。

そこで、ロウソクの太さを太くするためには、細胞数の自然減少をおさえ、栄養条件を完全にすればよい、という結論になるのです。その栄養条件を与えることのできるのが、本書でいう分子栄養学です。

健康レベルというものが、ロウソクの太さに表れるとすると、大問題が起きてきます。それは、ほかでもありません。ロウソクの太さが、各人にとって一定してはいないということです。それは、太さも変動するし、テーパーも変動するということです。

先に、限界健康レベルという極限の概念を示しておきました。これが、ロウソクの太さの限界ということになります。そして、その最大の太さは栄養条件が完備したとき初めて達成するものであること、そしてまた、食生活に細心の注意をはらわない限りロウソクの太さは十分に太くはならないこと、の二つを認識しなければなりません。

ロウソクの太さを限界までもっていくとき、おそらくテーパーは最小になるでしょう。そして、そういうことが、健康自主管理の目標でなければなりません。それは誰にとっても、間違いのない真理なのです。

いよいよロウソクの本体が燃えつきても、芯が残っていたら、ロウソク立てのくぼみにロウのけずりくずを入れればしばらくは炎が続くでしょう。風前の灯火と言われる、あれです。瀕死の病人に、輸血と点滴とをほどこすことがありますが、それをロウソクに例えれば、こんなことになるでしょう。このとき、命の炎は小さすぎて、その本来の面目はありません。つまり、そこには、生きがいなどはないのです。

人間ドックなどで健康診断を受けることは、おそらくロウソクの太さを確認するようなことになるでしょう。しかし、そのことによってロウソクが太くなるわけではありません。その結果を見て素人が反省すべきことは、せいぜい強度の低タンパク食におちいっているかどうか、ぐらいのものではないかと思います。

5　古典栄養学と分子栄養学

一日の栄養摂取量が８００キロカロリーでは不足だということや、また、１０００キロカロリーにすれば十分なのかどうかということは、何から割り出すのでしょうか。８００キロカロリーでは、限界健康レベルが保障できないということや、命のロウソクが細くなるということは、どうして分かるのでしょうか。

一般に、このような計算の道を開くのは、科学です。この場合、計算の基礎を与えるのは、栄養学という科学です。カロリー計算が栄養学から出ていることを、読者の皆さんはご存じだろうと思います。大まかにいえば、タンパク質・糖質は、１グラムにつき4キロカロリー、脂肪は、１グラムにつきその約2倍の9キロカロリーとして覚えるとよいでしょう。もちろん、それらは乾燥重量にしての話です。例えばごはんについていえば、水分は65パーセントで、３分の2近くもありますから、３００グラムを食べたところで、４００キロカロリーしかないことになります。

では私たちは、一日に何キロカロリーの食物を摂ればよいのでしょうか。

これは、その人の生活内容によって違います。激しい筋肉労働やスポーツをすれば、カロリーの消費が多くなります。じっと寝ているときは、当然のことながら、カロリー消費量は最低になります。これを「基礎代謝」といいます。私たちのカロリー必要量は、基礎代謝量プラス活動量ということになります。

そういうことであれば、一日のカロリー摂取量が基礎代謝量を切るようなことがあっては、首をしめることになりかねません。だから私たちは、自分の基礎代謝量を心得ておいた方がよいといえるでしょう。しかし現実の食生活は、いわゆる飽食の時代ですから、特別な場合でない限り、基礎代謝量を大幅にオーバーしているのが普通です。つまり、そんなものを気にすることはないのです。

糖尿病となると、話は違ってきます。もっとやせなければいけないといって、基礎代謝量あたりまでカロリーを制限されます。そういう条件で働いていれば、自然にやせてきて、条件が良ければ、血糖値は正常値まで下がるのです。

ところで、食物から発生した熱は、すべて、呼気と、体表での蒸散と、大小便とになって外界に出ていきます。だから、その熱量を測れば、基礎代謝量でも何でも、代謝量が分かるはずです。しかし、実際問題としてそれはやっかいですから、48ページのような表を使って、数値を求める方法が工夫されています。

表を見ると、左から、身長、体表面積、体重となっています。これはつまり、身長と体重とから体表面積を割り出す表です。なぜ体表面積を求めるのかというと、熱の大部分が、体表から放出されると仮定して計算をしてよいことが分かっているからです。

体表面積を求める表

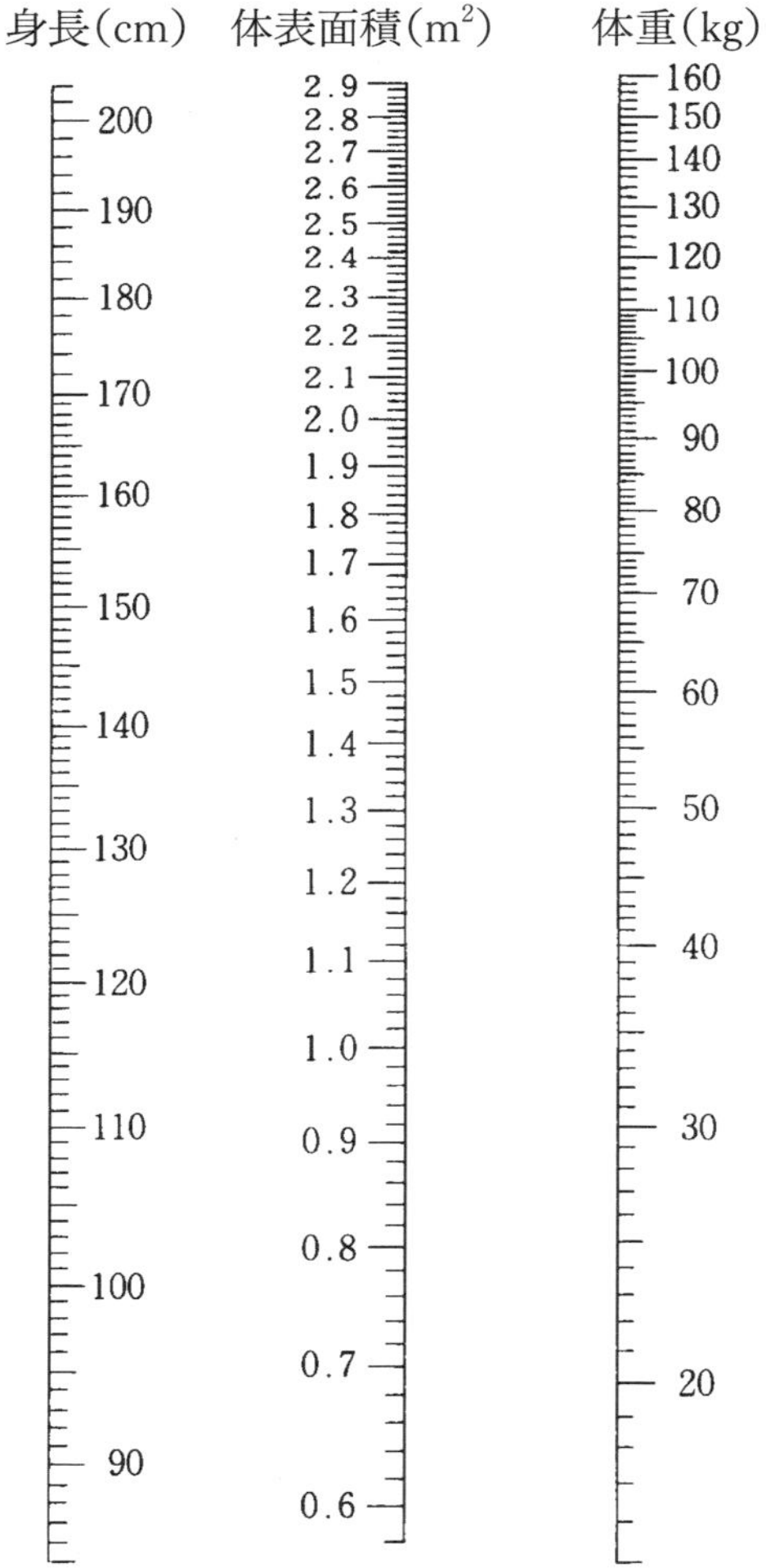
身長(cm)
200
190
180
170
160
150
140
130
120
110
100
90
体表面積(m2)
2.9
2.8
2.7
2.6
2.5
2.4
2.3
2.2
2.1
2.0
1.9
1.8
1.7
1.6
1.5
1.4
1.3
1.2
1.1
1.0
0.9
0.8
0.7
0.6
体重(kg)
160
150
140
130
120
110
100
90
80
70
60
50
40
30
20

これで体表面積が求められたら、50ページの表で、体表１平方メートルあたりの発散熱量を出して、両者の積を求めればよいのです。

私の場合を例にとると、身長１６３センチメートルを左のスケールでとり、体重65キロを右のスケールでとって、その２点を直線でつなぐと、体表面積は１・68平方メートルになります。私の年齢は87歳ですから、１平方メートルあたりの発散熱量は、１時間に28・５キロカロリーとなります。

そこで、私の基礎代謝量は、１・68かける28・５を求め、さらに24をかけて、およそ１１５０キロカロリーとなるわけです。私がもし40歳だったとしたら、それはおよそ１４７０キロカロリーですから、基礎代謝量の算定にとって、年齢が、なかなか大きなファクターになることが分かるでしょう。

ところで、このようなカロリー計算は、栄養学の大きな柱になっています。これまでの栄養学はこのようなものだ、といって過言ではなさそうです。

この体表面積を求める表は、次のデュ・ボアの式から導かれます。

$(cm^2) = {}^{0.425}(kg) \times {}^{0.725}(cm) \times 71.84$

この式は、一見していわゆる経験式であって、理論から生まれたものでないことが分かります。科学には、記述科学と法則科学とがあると言われますが、この式を見れば、これまでの栄養学が記述科学だということがはっきりします。

成人の基礎代謝量

年　齢	体表面積 1 m^2 あたり毎時発散熱量(キロカロリー)	
	男	女
18～20	40.1	35.4
21～23	39.2	35.2
24～26	38.4	35.1
27～29	37.8	35.0
30～32	37.4	35.0
33～35	37.0	34.9
36～39	36.7	34.6
40	36.5	34.3
45	36.3	33.9
50	36.0	33.4
55	35.4	32.9
60	34.8	32.4
65	34.0	31.8
70	33.1	31.3
75	31.8	31.1
80	30.0	31.0
85	28.5	31.0
90	27.3	31.0

人間は生物ですから、人間の身体の科学は生物学に属します。生物学の歴史をみると、分類学のようなものに始まって、ついに分子生物学というものにまで発展しました。分類生物学は明らかに記述科学です。そして、分子生物学は明らかに法則科学です。分子生物学の出現によって、生物体の現象のすべてが、原則として物理や化学の法則によって説明されるようになりました。これは、科学史上の画期的なできごとといえるでしょう。

栄養学を大きな立場からみれば、それは生物学の一部門に属することになります。そうなると、生物学の発展と呼応して、栄養学も法則科学の性格をもたざるを得ない運命に立ち入りました。これまでの栄養学は、もう古くなったのです。私が分子栄養学という新しい栄養学を提唱したのは、栄養学を分子生物学の上に改めて建設しなければならない、と思ったからにほかなりません。

分子生物学という言葉の意味は、これを遺伝子分子生物学と書き直すと、いっそうはっきりします。それは、遺伝子レベル、DNAレベルの生物学なのです。だから、私の分子栄養学は、遺伝子レベル、DNAレベルの栄養学ということになります。

人間を含めて、すべての生命の営みは、1から10まで遺伝子DNAの指令によるものであって、それを超えることはできません。栄養の問題についても、しかりです。

分子栄養学の出現によって、これまでの栄養学は古典となりました。そうかといって、古典栄養学がほごになるわけではありません。ここに紹介した基礎代謝の問題などは、永久に生き続けることでしょう。ただし、その概念規定のようなものは、書き改められることになると思います。

6　分子生物学のアウトライン

私たちの一日は、寝床の上で目を開けることから始まります。これは、赤ちゃんでも寝たきり老人でも変わりありません。

では、なぜそういうことになっているのでしょうか。

この問いに対して、「人間は誰でもそうだから」と答えることができます。この種の答は、何も特別な勉強をしなくても可能です。

この答の代わりに、「それは人間の遺伝なんだ」と答えたとします。「遺伝」という言葉は科学用語ですから、特別な勉強をした人でないと知らないわけで、それが口から出てくるはずもありません。前の答と違って、今度の答はちょっぴり科学のにおいがするでしょう。科学のことがらは、科学用語を使わないと語れないのです。

では、目はどうして開いたのでしょうか。

誰かが、「開いたから開いたのさ」と答えたとします。これは、特別な勉強をしなくても言える答です。こういうのを、文学的といってよいのかもしれません。とにかく、これが科学的でないことだけは確かです。

別の人が、「まぶたを引き上げる筋肉が収縮したからさ」と答えたとします。これには科学のにおいがします。それは、「筋肉」という言葉が科学用語だからです。

　朝起きたときに目を開けない家系があったと、仮定しましょう。この家系の人と、普通の家系の人とが結婚して、４人の子どもが産まれたとします。すると、そのうちの１人は朝起きても目を開けない子どもになるというのが、「メンデルの遺伝の法則」です。

　メンデルは19世紀の人ですが、この法則が世に出たのは、20世紀になってからのことでした。それから半世紀ほどの間、遺伝に関する法則は、これだけしかありませんでした。

　メンデルの法則には、確かに法則という字が付いています。しかし、これは法則科学とはいえません。というのは、その背景になる理論がないからです。だから、この法則で説明できない現象が、いくつも見つかりました。

　結局、メンデルの法則は、彼が取り上げた遺伝現象を記述したもの、ということになります。つまりこれは、一つの記述科学なのです。

　遺伝の法則が、法則科学として堂々と登場したのは１９５３年のことでした。アメリカの少壮生物学者ジェームズ・ワトソンと、イギリスの少壮物理学者フランシス・クリックの2人が、ＤＮＡ分子の二重らせん構造を発見し、それが遺伝子の本体であることを発表して、世界をうならせたのです。

　それからのち5年を経て、１９５8年にクリックは、「セントラルドグマ」（生命の中心原理）を発表し、分子生物学というＤＮＡレベルの生物学を提唱しました。物理学者が、物理学の一部としての生物学を押し出したのです。それ以来、生物学は物理学の法則にのっとる法則科学として、さっそうと自然科学の中心におどり出ることになりました。分子生物学の前に、メンデル遺伝学は影が薄くなったのも無理はありません。

生物というものは、すべて細胞を単位として組織されています。その細胞には、中心に「核」があります。その核の中に、「遺伝情報」の担い手である「DNA分子」が、おさめられているのです。

ここに出てきた、核・遺伝情報・DNAの三つの言葉は、科学用語です。だから、ここに書いた言葉は、特別な勉強をした人でなければ出てこないでしょう。同時にそれは、ぷんぷんと科学のにおいを発散します。それが鼻について嫌だという人は、健康のことなど語る資格をもちません。健康問題は科学の問題ですから、科学用語を使わずに考えをすすめることなど不可能なのです。

核について今申し上げたことは、核をもった生物、つまり「真核生物」についての話であって、核をもたない生物、つまり「前核生物」についての話ではありません。人間のような真核生物では、大切な「遺伝子」を守るために、それを核の中に収納しているのです。

DNA分子は細長い糸のようなもので、人間の場合、その長さは、驚くなかれ2メートルもあります。こんなものを、ミクロン（1000分の1ミリメートル）のレベルの核の中に押し込んだら、もつれて、こんがらがって、大変な騒ぎになるはずです。ところが自然はうまくできていて、それを何本かに切って、それぞれを糸巻に付けて整頓することになっています。

核の中に「染色体」というものがあることを、ご存じでしょう。これは、ある染料に染まるところから、この名が付いたのです。この染色体というものは、いわば糸巻の行列の形になっています。1本の糸は、たくさんの糸巻をつらねたものに巻き付けられているわけです。

人間の細胞核には、23対の染色体があります。同じものが2本ずつで、計46本になるわけです。1個の細胞がもつDNA分子の全長を2メートルとして、60兆の細胞のものを全部足すと、その長さは、1億2000万キロメートルになります。これは、月と地球との間の距離の30万倍という、すごい長さになるでしょう。これだけの長さがないと、人間という複雑な生物の設計はできないといえるのかもしれません。

DNAは、よく生体の設計図だと言われます。先ほど、朝起きるときに目が開くことを取り上げましたが、これも、間接的に設計図による動作ということになります。

目が開くというのは、脳の指令によって、まぶたを上に上げる筋肉が収縮したということにほかなりません。このとき、脳からまぶたの筋肉にいく神経の末端からは、「アセチルコリン」という物質が放出されます。そうすると、筋肉は収縮するのです。アセチルコリンは、「神経伝達物質」の一つということになります。

ここにまた、アセチルコリンと神経伝達物質という、二つの用語が出てきました。それで

ニューロンとそのからみあい

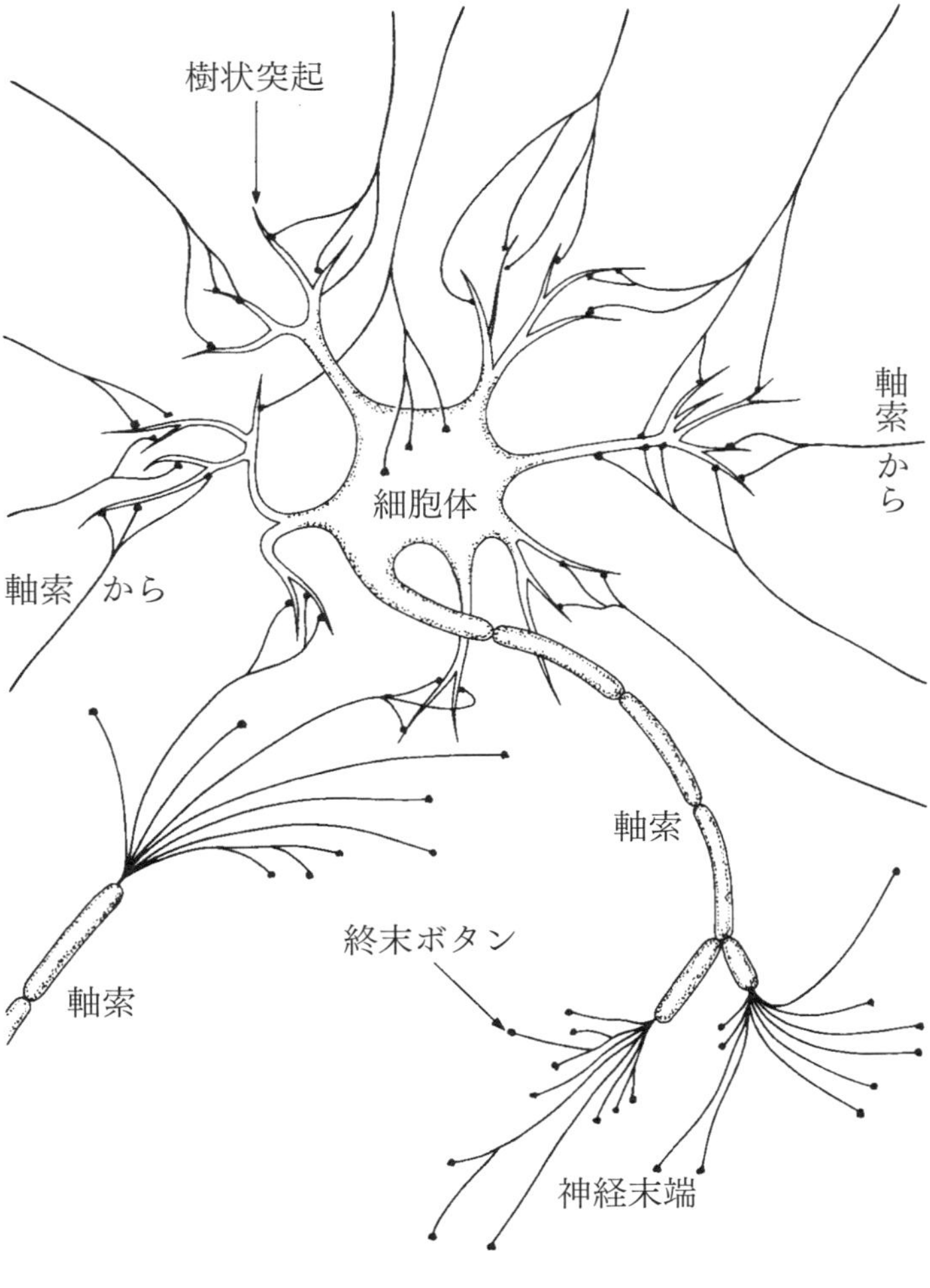

頭がこんがらがったなどと、弱音を吐いてはいけません。弱音を吐く代わりに、この二つの言葉を、10回ほど口の中で繰り返してください。科学は、用語なしには成り立たないのですから。

では、アセチルコリンなどというややこしい物質は、どこにあったのでしょうか。

「神経系」と呼ばれるものは、「ニューロン」(神経細胞)のネットワークと、それから伸びた神経繊維とでできているといってよいでしょう。そして、一つひとつのニューロンは、大きな「細胞体」に、紐のような細長い「軸索」が付いた形になっています。先ほど神経末端といったのは、軸索の先端を指していました。問題のアセチルコリンは、ニューロンの細胞体で作られたものです。そしてそれは、神経末端に蓄えられています。それが、電気信号が軸索を伝わって神経末端へくると、そこから放出される、というのが、ここでのプロセスなのです。

そこで今度は、細胞体の中のアセチルコリンはどこからきたか、という問題にぶつかります。

ここでいよいよ、DNAの出番になります。アセチルコリンは、よそからきたものではありません。細胞体の中で作られたものです。そしてそれの製法は、DNAに記されていたのです。

もちろん、製法が分かっていても、材料の供給がなければなりません。その材料は、アセチルとコリンということになります。それが、血液から細胞体に送り込まれるわけです。もっとも、コリンの方は単体の形で運ばれてきますが、アセチルの方はその化合物で運ばれてきます。

それでは、コリンやアセチル化合物は、どこで作られるのでしょうか。

それは肝臓で作られます。肝臓が、いろいろな物質を作る臓器だということは、ご存じでしょう。肝臓は化学工場だともいわれています。そして、それらの物質の製法も、ＤＮＡに記されているのです。製法が分からなくては、作られるはずがありません。

その材料はどこからきたかといえば、それは食物です。食物からは、ブドウ糖・アミノ酸・脂肪酸・ビタミン・ミネラルなどが肝臓に運ばれてきます。肝臓は、それをもとにして、いろいろな「代謝」を行います。代謝とは、ＤＮＡにあらかじめ記されている化学反応のことです。そして、これも大事な科学用語ですが、ご存じの方が多いことでしょう。

なお、コリンの材料は、食品中にあまり十分に含まれていない傾向があります。だから、コリン化合物を摂ると、都合の良い場合があります。そういう目的にかなう食品としては、「レシチン」が有名です。

栄養学では、身体で作れない有用な有機質をビタミンと呼びますが、コリンは身体で作られるけれど、とかく不足がちのせいか、ビタミンの仲間に入れられています。

私が直に体験した例ですが、レシチンを摂って、髪の毛が太くなった人、自律神経失調症が軽くなった人、自閉症がよくなった人などがありました。レシチンというものは、自分で作れるはずなのに、こういうことが起きるのです。それはつまり、量の問題なのです。作れるはずのものが、十分に作られるとは限らないという事実は重要です。

このような問題は、分子栄養学の守備範囲に入りますが、古典栄養学で扱うことはできないといってよいでしょう。

ところで、DNA分子が遺伝情報の担い手であるといっても、その関係をある程度つかんでおかないと、つまり、分子生物学の知識が全然ないと、分子栄養学の話ができないことになります。それで、その問題に少しばかり立ち入りたいと思います。

まず、遺伝情報は暗号化されています。その暗号文は、ACGTの4字で組み立てられています。これはアルファベットの順に並びましたが、さしあたり、これに番号を付けて、Aを1、Cを2、Gを3、Tを4としましょう。こうすれば、暗号は1234の4文字でできていることになります。人間のもっている、長さ2メートルのDNA分子には、この数字が60億個も並んでいるそうです。それが、ずらりと1列に並んでいることになります。

ここで、文字1を長さ1の棒で表し、2を長さ2、3を長さ3、4を長さ4の棒で表すことにしましょう。その数を、1本の水平な縄から垂らすのです。すると、縄のれんのようなものができるでしょう。これを「一本鎖DNA」といいます。

62ページの図では、左から見て、4322413444という暗号文が示されていますが、それが何を意味するかは、だんだん分かってくるはずです。

ところで、核の中のDNAは、この一本鎖DNAではなくて、二本鎖DNAになっています。

二本鎖DNAの図を見ると、上から垂れた縄のれんに、逆さの縄のれんがくっついていています。そして、縄ばしごを横にしたような形になっています。よく見ると、4には1、3には2、2には3、という具合に、それぞれのステップの長さが5にそろっていることにお気づきでしょう。

この縄ばしごのステップの数が、60億もあることになります。これは人間の場合で、大腸菌では、この1000分の1の60万しかステップがありません。細菌と比べたら、人間の身体が、けた違いに複雑だということが分かるでしょう。この縄ばしごのステップの正しい名前は、「塩基対《つい》」です。1234で表したものは、「塩基」の仲間なのです。その塩基が二つずつくっついて対になっているから、これを「塩基対」というわけです。

塩基としての名前は、1がアデニン（A）、2がシトシン（C）、3がグアニン（G）、4がチミン（T）です。しかしこの本では、ずっと1234でやっていきましょう。

ところで、このDNAの縄ばしごは、元は組み立てられたものです。その様子を、63ページの上図で見ることにしましょう。

組み立ての材料は、T字型の単位のはずです。これを私は、「DNA素子」と名付けます

一本鎖DNA

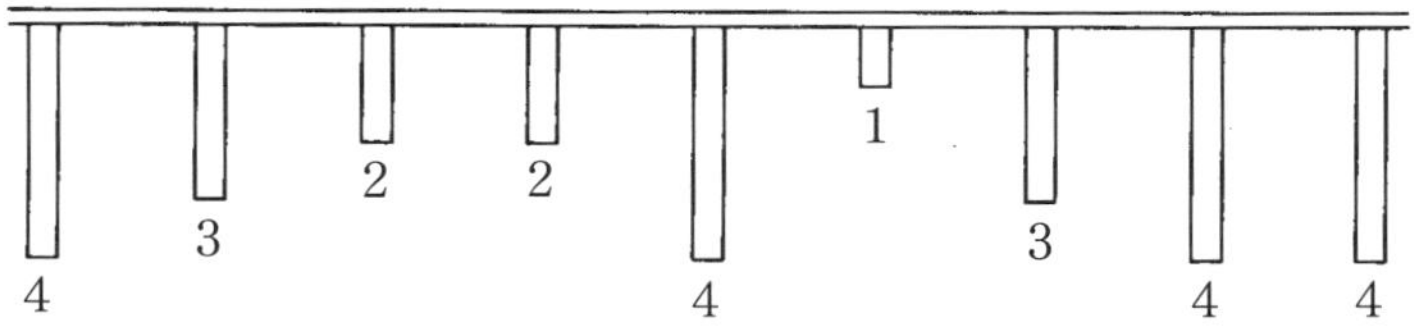

二本鎖DNA

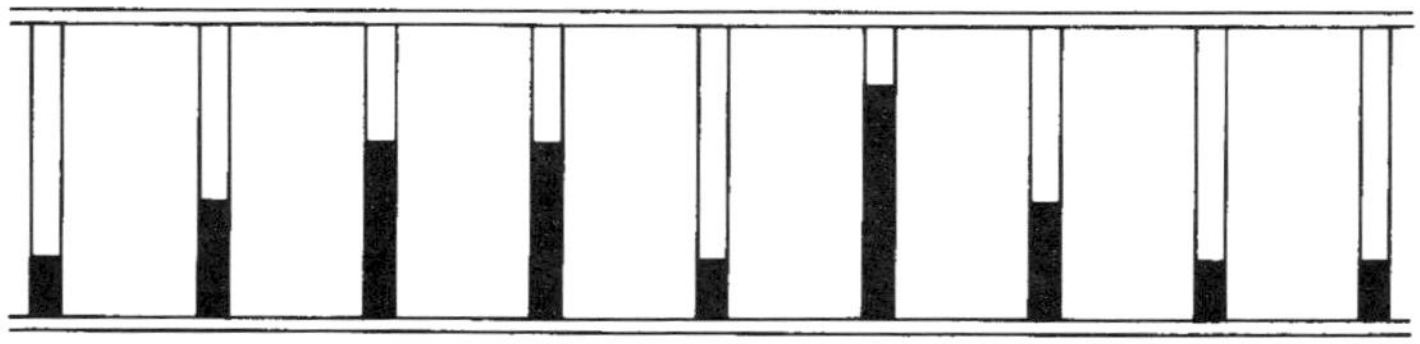

が、その本来の名前は、「ヌクレオチド」です。このＤＮＡ素子を並べてくっつけたものが、縄ばしごになるわけです。

Ｔの字のたて棒は、ご存じの通り塩基です。そして、横棒は、糖とリン酸との結合したものです。その糖の名前を「デオキシリボース」といいますが、こんなことは覚えなくてもかまいません。

縄ばしごの組み立てが必要になることがあります。それは、「細胞分裂」のときです。一つの「母細胞」が二つに割れて、２個の「娘細胞」になるわけですが、このとき母細胞は、

DNA素子（ヌクレオチド）

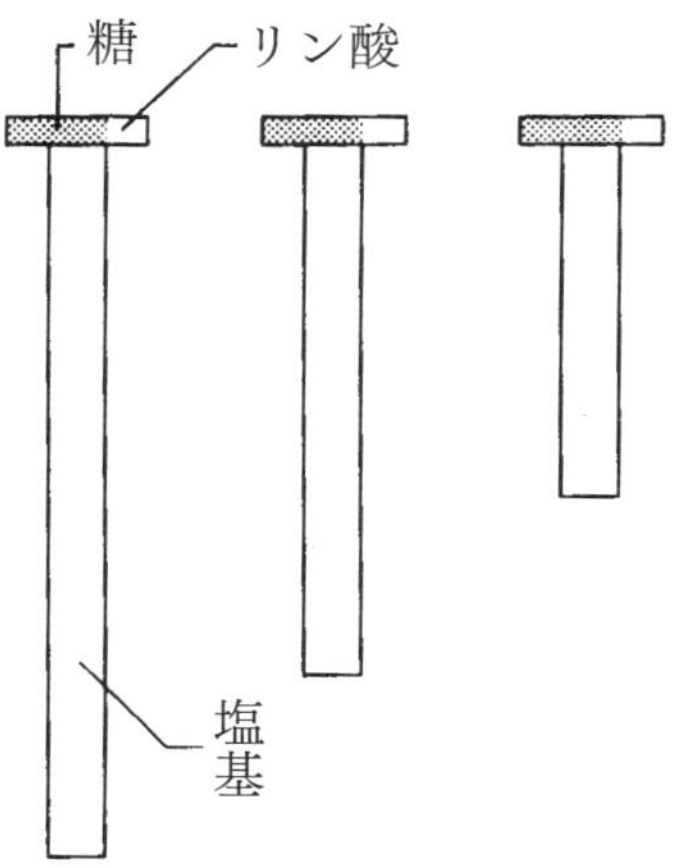

DNAの複製

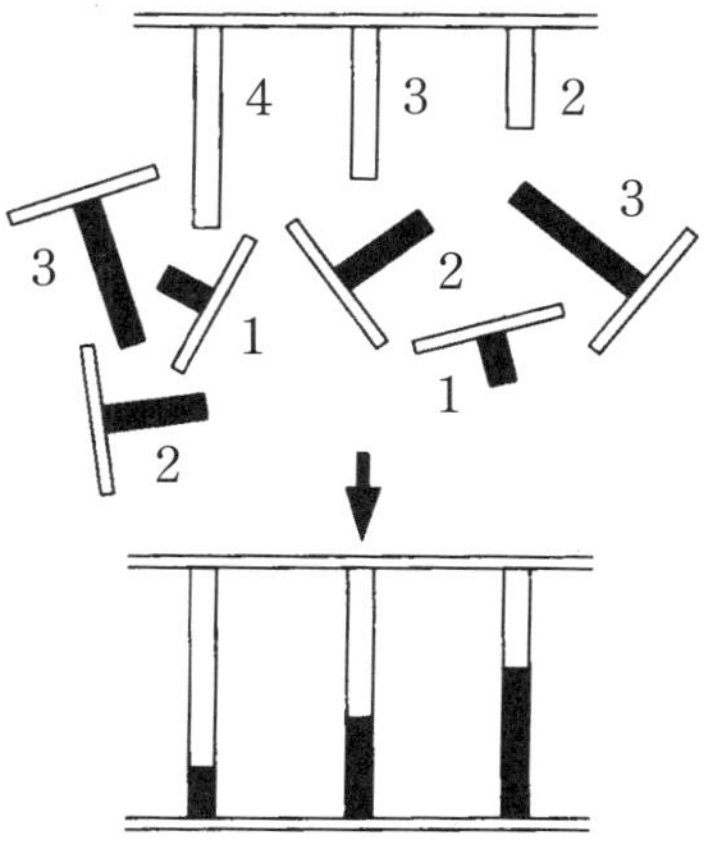

2人の娘に、自分と同じ縄ばしごを分けてやらなければなりません。そのためには、新しい縄ばしごを組み立てなければなりません。そしてそれには、まずDNA素子が必要になります。それを集めて、元の縄ばしごと、まったく同じものを作ることができればよいわけです。その組み立て作業は、びっくりするほど手ぎわよく運びます。それを63ページの下図で見てください。

塩基対のあたりには、DNA素子がうようよしている、としなければなりません。上の縄のれんの4のところには、うようよしている素子の中の1が行って、そこにくっつきます。4は1とペアを組むことに決まっているからです。むろんそれは、4と1の末端が、互いに結合するように分子の形ができているためです。

同じようにして、縄のれんの3のところへは2が行ってくっつき、2のところへは3が行ってくっつきます。

こんなふうにして、63ページ下図、矢印の下の図に見る通り、新しい一本の縄ばしごが生まれることができました。DNAの縄ばしごの「複製」は、みごとにできあがるのです。

ここでは、塩基を数字で表し、それを番号のように扱ったり、それで長さの表現にしたり、勝手なことをやりました。これはまったく私個人のアイディアで、すべては、この自然のたくみな営みをスムーズに納得していただくための、窮余の一策にすぎないものです。そうかといって、このアイディアの背景には、対応する事実がありますので、決してでたらめをやったわけではありません。

これは、縄ばしごのほんの一部に起きたことの紹介ですが、実際は、こんな一部にとどまる性質のものではなく、ＤＮＡ分子の全長にわたって起きたことなのです。この現象の正しい名称は、「ＤＮＡの複製」です。

なお、図では、塩基を白と黒とに分けて書いておきましたが、これは単なる目印で、二つのものを分けたわけではありません。念のため申しそえますが、物質としては白も黒も同じものです。

ところで、63ページ下図の短い縄のれんは、62ページの図の縄ばしごの一部です。それは、縄ばしごの、塩基の結合部分が離れてできた一本鎖の左端を切り出したものでした。このように、二本鎖が二つに分かれることを、「開裂」といいます。細胞分裂のときには、ＤＮＡ分子は、開裂するのです。そして、今見てきたようにして、複製が行われるのです。

また、図にはしませんでしたが、開裂によってできた一本鎖は、もう一つあるはずです。そしてそれにも、同じような作業が起こります。そして、それこそが、複製という目的が実現するための条件だということが、お分かりでしょう。

こういうわけで、1本のＤＮＡ分子を、そっくりそのままの形で2本にするという作業が、驚くほどの精緻さでやりとげられることを、理解していただけることでしょう。ここには、神秘の影は、ひとかけらもないのです。

ここまでの話には、ＤＮＡが遺伝情報の担い手であることの実体は、出てきていません。具体的にいえば、63ページの下図に示された縄のれんの垂れの４３２は、アミノ酸の一種システインの暗号になっています。それはつまり、縄のれんの垂れは3本一組になって、一つのアミノ酸を指示しているのです。この事実から、遺伝情報と呼ばれるものが、アミノ酸の配列を指示するものであって、それ以上の何ものでもないことが分かります。これが遺伝現象のすべてですが、まったく単純明快なものです。「子は親に似る」とは、アミノ酸配列が似ている、というだけのことだったのです。

ところで、遺伝情報にしたがってアミノ酸を一列に並べると「タンパク質」の分子ができあがります。つまり、「遺伝」という名で親から子に引き継がれるものは、タンパク質の構造だったのです。

ところで、４３２のような暗号が、どのようにしてアミノ酸をもってくるかという問題には、まだふれませんでした。その作業は、複製の作業とは全然違いますが、似たところがないではありません。そこでやはり、63ページの下図を借用することにします。

今度は、暗号の複製ではなく、「転写」です。この図では、ＤＮＡ素子がうようよしていますが、転写のときには、「ＲＮＡ素子」がうようよしています。それもやはりT字型のものですから、同じ図が使えます。

ＤＮＡ素子では、Ｔの字の横棒が、デオキシリボースとリン酸のセットでしたが、ＲＮ

A素子では、デオキシリボースの代わりに「リボース」が使われます。どちらも糖ですが、デオキシがとれて、ただのリボースになりました。デオキシの意味は、「脱酸素」ですから、デオキシリボースとは、酸素がとれたリボースを意味します。

とにかく、RNA素子が432の一本鎖にくっついて、123の順序に並びました。ここのところも、63ページの下図の通りです。実際には、素子は三つなどというものではなく、ずらりと並ぶわけです。ということは、DNAの二本鎖が開裂して現れた縄のれんに、RNA素子がくっついて、元の形に似た縄ばしごが、できあがったということです。

複製のときと違って、今度できた縄ばしごは、すぐに開裂して、DNAの縄のれんを離れたRNAの縄のれんは、「核」から出ていきます。核を包む「核膜」には穴が開いているので、そこから外に出るのです。

一方、残ったDNAの縄のれんは、開裂して分かれた縄のれんを引きよせて、元のような二本鎖に戻ります。この過程を大きくみると、まず、DNAが開裂し、その暗号をRNA素子が写し取ります。写し取るといっても、DNAの一本鎖を鋳型にしたコピーですから、暗号は逆に、相補的なものになっています。ということは、このRNAを鋳型にして、もう一度写しを取れば、それが元に戻るという関係になっているのです。RNAとは、RNA素子のつながった鎖のことで、これは一本鎖が普通です。そして、このようにして作られたRNAは、DNAの暗号を転写して、核の外に伝えるのが役目なので、「メッセンジャーRNA」

と呼ばれます。略して「mＲＮＡ」と書きます。

mＲＮＡの一本鎖縄ばしごが、核の外に出ると、「リボゾーム」という雪だるまの形をしたものがやってきます。そしてそこにはまた、「トランスファーＲＮＡ」と呼ばれるものがやってきます。そのありさまは、69ページの図で見てください。なお、トランスファーＲＮＡの略号は「tＲＮＡ」です。これを運び屋ＲＮＡといい、mＲＮＡを伝令ＲＮＡといいます。

この図を見ると、ここにやってきたtＲＮＡは、１２３という暗号をもっています。そしてまた、システインをくっつけています。この暗号は、mＲＮＡの暗号と相補的になっているでしょう。それで、tＲＮＡはmＲＮＡに結合してしまいます。すると、システイン分子はtＲＮＡから離れます。アミノ酸は、ここにできた二本鎖ＲＮＡから独立するわけです。

今度は、62ページの一本鎖ＤＮＡの図に戻ってみましょう。その暗号を見ると、４３２の右は２４１、その右は３４４となっています。ＤＮＡの暗号は三文字なのですから、このそれぞれはアミノ酸を指示しているはずです。それはつまり、最後に、アミノ酸をかかえ込んだtＲＮＡがやってきて、リボゾームのところでそのアミノ酸をおいていくはずです。

調べてみると、２４１はロイシン、３４４はバリンです。そこで、二本鎖ＤＮＡが開裂して、そこにＲＮＡ素子がくっつくと、結局は、システイン・ロイシン・バリン、という具合にアミノ酸がつながることになります。

リボゾームとRNAとアミノ酸

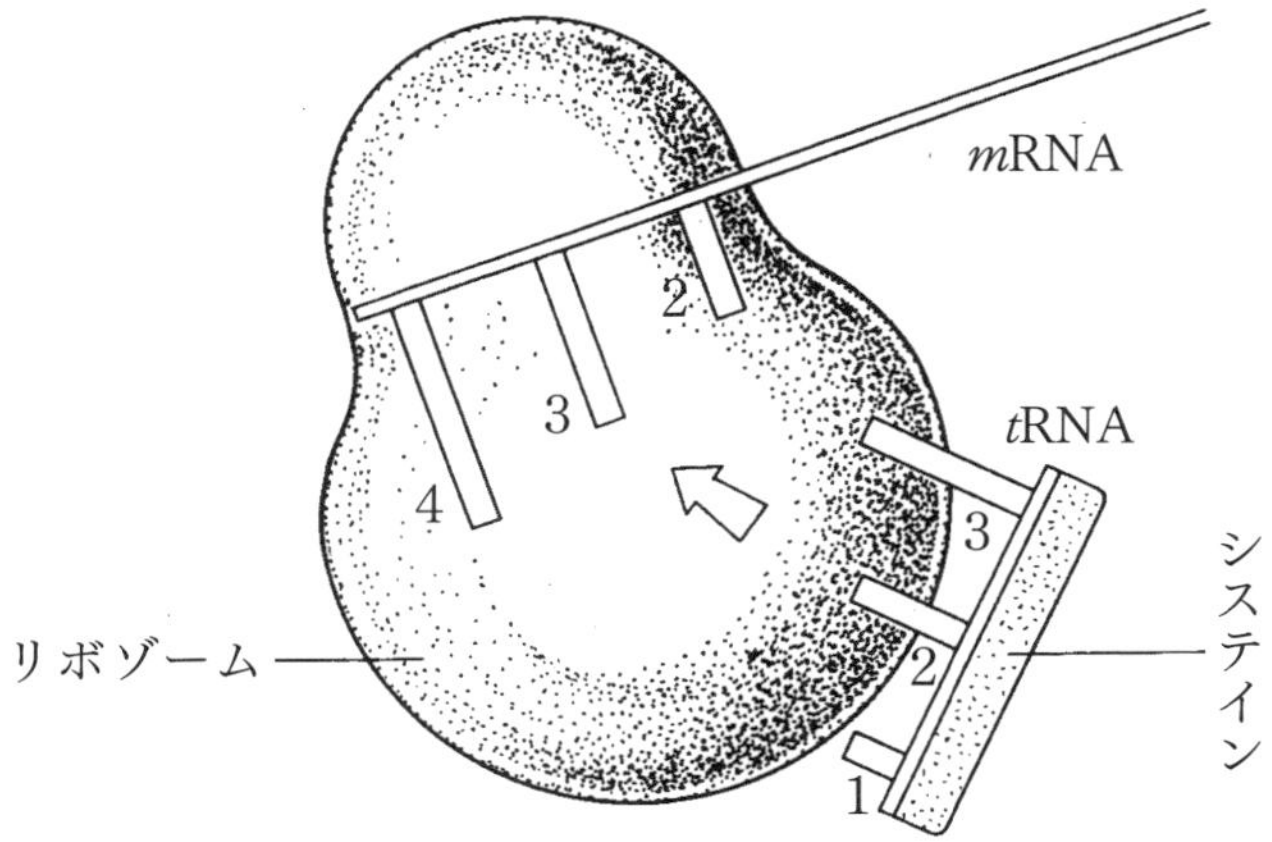

tRNAがアミノ酸を順次においていくとして、それだけでは、アミノ酸がつながるわけではありません。つなぐ作業は、酵素によって行われます。このアミノ酸同士の結合は「ペプチド結合」といって、一方からH（水素）、他方からOH（水酸基）を奪い、それを水にしてしまう反応です。ペプチド結合は、脱水反応によって起こるのです。

結局、このようにしてアミノ酸の鎖ができるわけですが、アミノ酸の数が100以下のものをオリゴペプチド、100以上のものをポリペプチドといいます。オリゴペプチドは、単にペプチドというのが普通です。そして、ポリペプチドは、「タンパク質」の別名です。アミノ酸の分子量は、平均して100前後ですから、タンパク質の分子量は1万以上ということになります。

アミノ酸という名の有機酸はたくさんありますが、タンパク質を構成するものは、20種に限られています。システイン・ロイシン・バリンなどがそうです。

タンパク質が消化管に入ると、タンパク分解酵素が出てきて、そのペプチド結合を切り、その分子量を小さくして、腸壁を通過できるようにします。この酵素は、ペプチド結合をしている一方にHを与え、一方にOHを与えて、元の形のアミノ酸に戻します。だから、これは「加水分解酵素」ということになります。

ここまでの過程をみてくると、DNA→（転写）→RNA→（翻訳）→タンパク質となります。このような過程が存在し、その逆過程は存在しないという仮説を、「セントラルドグマ」(生命の中心原理)といいます。これを提唱したのはクリックで、1958年のことでした。分子生物学という、新しい生物学の発足が、セントラルドグマとともに発表されました。

余談のようですが、やがて、RNAからDNAへの転写が発見されるとともに、クリックのセントラルドグマは破れました。

7 パーフェクトコーディング理論

セントラルドグマが破れたとはいえ、DNA→(転写)→RNA→(翻訳)→タンパク質という過程が存在し、生体内で四六時中これが進行していることは確かです。そしてこのプロセスには、「コーディング」という名前が付いています。

コーディングの終点にあるタンパク質は、そのまま利用されることもありますが、それに続く過程をもつこともあります。それは、このタンパク質が「酵素タンパク」である場合です。そのときは、この酵素が「基質」に働きかけて、何らかの代謝産物を作ることになります。これを図式化すると、

コーディングの図式

DNA→RNA→酵素タンパク→代謝産物

となります。分子栄養学では、このプロセスに対して、コーディングという名称を与えます。本書でコーディングという言葉を使うとき、この過程を指すものと心得てください。

どうして私が、こんな自分勝手をやったかといいますと、そこには、一つの根拠がありま す。それは、酵素というものが大事だと分かっていても、それが、私たちの求める目的物ではないということです。目的のものは、酵素の働きによって作られる物質なのです。それを

今、代謝産物と書いたのです。私は、この目的の代謝産物ができるまでの、一連のプロセスに対して、コーディングの名を与えました。これは、実用主義ということかもしれません。

今、あなたに、何か心配ごとがあったとしましょう。これが「ストレッサー」になって「ストレス」を起こします。このとき副腎皮質が「副腎皮質ホルモン」を作らないと、ストレスに負けて、健康レベルは急低下するので、大変なことになります。

副腎皮質には、ストレッサーが情報となってやってきます。するとその細胞の核内では、「コルチゾール」や「コルチゾン」を合成しなければなりません。それで、それらを作る酵素を用意することになります。このように、細胞が情報を受けて仕事を始めるような、打てばひびく関係を「フィードバック」といいます。

副腎皮質の細胞は、ストレッサーにフィードバックして、副腎皮質ホルモンの材料である「コレステロール」に働く酵素を作らなければなりません。そのためには、その酵素の設計図となっているDNAの部分を開裂して、そのコピーとなるRNAを作ることになります。そして、そのコピーを翻訳して酵素を作ります。その酵素の働きによって、基質コレステロールをヒドロキシコレステロールに変形するのが、ここでの第一段の作業なのです。

ここに一つの問題があります。コレステロールをヒドロキシコレステロールにする酵素は、「ニコチン酸」の助けを借りないと、仕事ができないという事実です。このニコチン酸の役割に対して、「協同因子」という言葉を当てたいと思います。

ここで、基質コレステロールと、酵素と、協同因子ニコチン酸と、三者が結合しないと、コレステロールをヒドロキシコレステロールに変えることができません。これが副腎皮質ホルモンを合成する第1段の代謝ですから、これにつまずいたら、目的のホルモンができるはずがありません。

分子栄養学では、副腎皮質ホルモンができるところまでが、コーディングということになっているのです。だから、コーディングがスムーズにいくかいかないかがここでの問題になる、と考えるのが当然ではないでしょうか。

コレステロール分子にも、酵素タンパク分子にも、ニコチン酸分子にも、それぞれ形があります。立体形があります。そういうものの結合は、鍵と鍵穴との関係に例えることができます。ここで鍵穴を提供するのは酵素、鍵になるのはコレステロールとニコチン酸の両者です。なぜそうなるかというと、酵素タンパクの分子が、ほかの二つと比べて、格段に大きいからです。

この酵素タンパクの錠前に、鍵穴が一つ開いていたとしましょう。そのときは、ニコチン酸とコレステロールとがうまく組み合わさって、1本のキーになっていることが必要です。だからこそ、この場合のニコチン酸を、協同因子と名付けるのです。

このキーが鍵穴にぴったりならば、コレステロールからヒドロキシコレステロールへの反応はスムーズにいくはずで、副腎皮質ホルモン合成の第一関門は、突破できたことになるでしょう。

ここで、DNAレベルに一つの問題があります。酵素タンパクのアミノ酸配列はDNAに記録されていますが、これが万人に共通とは考えられません。ということは、ここに開いた鍵穴の形が万人に共通とはいえないということです。A氏の鍵穴はキーにぴったりだが、B氏のそれは、どこかにつかえてどうしても入らない、というようなことが、現実にないとはいえないでしょう。

ここに、鍵穴の形が万人に共通とはいえない、と書きました。それは、人間の顔が一人ひとり違うのと同じことだ、と私は考えます。私たちは、誰も彼もが同じ人間なのですから、遺伝情報は、大まかに見れば共通であるはずです。しかし、顔を見れば、まさに十人十色です。このことは、遺伝子がまったく同じではないことを意味しています。

もうご存じの通り、遺伝子の別名はDNAです。これが万人に共通ではないのです。ということは、例えば、コレステロールをヒドロキシコレステロールに変形する代謝を担当する酵素が、必ずしも万人に共通とは限らないという考え方を導きます。それはつまり、鍵穴の形が、人によって違うかもしれないということを、意味するのです。

このような考え方は、分子栄養学に特有なもので、古典栄養学の守備範囲を超えています。そしてこのことが、パーフェクトコーディング理論の根幹をなしているのです。

都合の良いことに、酵素をはじめ、ニコチン酸もコレステロールも、本物の鍵や錠前のような硬いものではありません。それらは、こんにゃくのように、全体としても部分的にも、ぶるぶるふるえています。これは、熱運動による「ゆらぎ」というものです。

キーにも鍵穴にも「ゆらぎ」があるとすると、B氏の場合でも、キーがぴったりはまる瞬間があり得るでしょう。そうすれば、首尾よくヒドロキシコレステロールが合成され、第1段階のコーディングが、完遂されたことになります。

この代謝の、ミクロの舞台をかいまみることは不可能ですが、ラフなスケッチならできないことはありません。

まず、大きな錠前があって、そこに鍵穴が開いています。そして、そのあたりにニコチン酸やコレステロールの分子が、うようよしています。これらの分子は、すべてでたらめに動いています。ニコチン酸とコレステロールとが、たまたま鍵穴にぶつかってうまくそこにもぐり込んだとき、結合は完成し、代謝が実現するのです。ただし、鍵穴とキーとがうまく適合しなければ、そこにきたニコチン酸やコレステロールは、どこかへ行ってしまいます。その後からまた、ニコチン酸なりコレステロールなりがやってきます。もしこのとき、「ゆらぎ」の関係で、鍵穴の形がうまく整えば結合ができるし、そうでなければ、今度もまたからぶりに終わってしまいます。

ここで私の言いたいことは何かというと、鍵穴の形が完全であれば、そこにニコチン酸とコレステロールがほぼ同時にぶつかると、結合がその場で実現するけれど、鍵穴の形が少しでも狂っていれば、結合のミスが起きるということです。それはつまり、コーディングが容易に起きる場合と、そうでない場合とがあるということです。

別の表現にすれば、鍵穴に問題の二つの分子がぶつかったとき、結合が成立する確率は、0から1まであるということです。これを分子栄養学では、「確率的親和力」といいます。

確率的親和力が10分の1だったら、10回に1回の割合でしか結合が成立しないわけです。これでは、副腎皮質ホルモンの生産能率は低いことにならざるを得ません。分子栄養学では、これを「コーディングの能率が低い」と考えます。このような人は、生まれつきの弱点をもつといってよいでしょう。

このようなコーディングの弱点は、普遍的にみられるものだと思います。代謝の種類は約3000といいますが、そのすべてにおいて、酵素と協同因子との確率的親和力が1というような存在は、私には考えにくいのです。この確率的親和力が、1より小さい代謝を体質上の弱点とすると、すべての人が、いくつかの弱点をもっているとしなければならなくなります。そこで、体質上の弱点は、カバーできる性質のものかという大きな問題が出てくる段階になります。

仮に、コレステロールをヒドロキシコレステロールにする酵素とニコチン酸との確率的親和力が0・1だったとしましょう。そして両者の結合が、1秒間に10回しか起きなかったとしましょう。もしここで、ニコチン酸の濃度を10倍にしたら、キーが鍵穴にぶつかる頻度が

10倍になるわけですから、結合の回数も10倍になって、結局それは、１００回ということになります。

確率的親和力が0・1のとき、毎秒の結合回数が10だったのですから、確率的親和力が１であれば、毎秒の結合回数は１００になります。これは、この代謝に、体質上の弱点をもたない人の場合です。そこで、ニコチン酸の濃度を10倍にすれば、この人は、体質上の弱点をカバーすることに成功した、といえるのです。

ニコチン酸は、ナイアシンとも呼ばれるもので、かつてはビタミンB_3といわれていました。ところが人間は、トリプトファンというアミノ酸を材料にして、ビタミンB_2とB_6との助けを借りて、これを作る酵素を用意しています。トリプトファンは、日本人の食生活では十分に摂りかねるアミノ酸ですし、ビタミンB_2・B_6も十分とはいえない栄養素です。したがって、ニコチン酸を積極的に摂ることは、この例だけにとどまらず、大きな意義をもちます。

もともと、人が自分で作ることのできない栄養素に対して、ビタミンという名称が与えられてきました。これが、ニコチン酸をビタミンB_3とはいわずに、その名で呼んでいる理由です。

メガビタミン主義という思想があります。これは、ビタミンの大量摂取に大きなメリットがあるとする考え方ですが、分子栄養学でもこの主義をとります。その根拠はここに書いた通り、ＤＮＡレベルのものですが、単なる経験を根拠にする人たちもいます。分子栄養学からすれば、それは体質上の弱点をカバーする、最上の手段ということになります。その一例としてここに、コレステロールからヒドロキシコレステロールへの代謝を紹介したわけです。

メガビタミン主義という言葉の中で、ビタミンが特に取り上げられているのは、酵素の協同因子として確率的親和力が問題になるのが、主としてビタミンであるためです。

メガビタミン主義の旗手として国際的に有名なのは、アメリカのノーベル賞化学者ライナス・ポーリングです。ビタミン大量投与の風潮が、特にアメリカで起きたことは、まぎれもなく彼の偉大な功績でした。

ポーリングは、「分子矯正医学」を提唱しました。これは、ビタミン分子を大量に与えることによって、ある種の病気が治るばかりでなく、予防もできるという経験的事実をもとにする医学を意味しています。

それに続いて彼は、「分子矯正栄養学」も提唱しています。これを「分子整合栄養学」と訳す人もいます。

メガビタミン主義をふり回す点で、ポーリングと私とは同じです。しかし、彼が経験によるのに対して、私は分子生物学の理論によるという点で、両者は出発点が違います。ポーリングは、私の『分子栄養学序説』(「三石巌全業績」第3巻)を読んで、私の考えに同意するむねの手紙を送ってきました。

先に私は、ロウソクの太さについて考え、代謝目標達成率の概念を提示しました。そして、ロウソクの太さは、細胞数と代謝目標達成率との積に比例する、などと言いました。その日その日の細胞数が決まっているとすると、ロウソクの太さは、代謝目標達成率だけで決まることになるでしょう。それが100パーセントなら、健康レベルは限界になるわけです。

ここまでのことを考えてみると分かります。代謝目標達成率を100パーセントにするためには、ビタミンの大量摂取が必要だと分かります。というのは、代謝というものがぐずぐずしていては、十分な役に立たないからです。一般にフィードバックは、短時間に行われて初めて、期待にこたえることができるからです。

なお、酵素分子と協同因子と基質との三者の結合の問題について、ここに一つの補足をしておきましょう。

先ほどは、酵素タンパクが鍵穴を提供し、その鍵穴に協同因子と基質とがはまり込むとしました。

しかし、酵素タンパクに二つの鍵穴があって、その一方に協同因子が適合し、もう一方に基質が適合するケースもあると考えられます。そのとき、協同因子のための鍵穴と協同因子がうまくはまり込むと、その結果として基質のための鍵穴ができるという関係になります。

このように、条件によって立体形を変える酵素のあることは、ジャック・モノーによって見つけられています。このような酵素を、「アロステリック酵素」（立体特異的酵素）といいます。このあたりのことは、『偶然と必然』（「三石巌全業績」第26巻）に詳しい説明があります。

このようにアロステリック効果が現れる場合には、鍵穴が二つあるので、どちらにも確率的親和力の問題が関わってくることになります。

ところで、コルチゾン・コルチゾールなどが合成される代謝では、ヒドロキシコレステロールが、すぐにそれらのホルモンになるわけではありません。いくつかの代謝のすえに、これらの副腎皮質ホルモンができるのです。

このいくつかの代謝の中には、協同因子としてビタミンEが登場する場面、ビタミンCが登場する場面、ニコチン酸が登場する場面などがあります。このうちのどれが不足しても、また、どの代謝のコーディング能率が低くても、ストレス対策が困難になることがお分かりでしょう。

私たちは、一つひとつの酵素について、その協同因子の確率的親和力が大きいか小さいかを知らないのです。とするならば、ビタミンはすべて大量に摂るのが無難という判断になるでしょう。そこにつまり、メガビタミン主義の原理があるのです。

この項の標題には、パーフェクトコーディング理論とありました。これは、コーディング完遂理論といってもよいのです。

コレステロールからヒドロキシコレステロールを経てコルチゾンまでの代謝には、何段階かのコーディングがあります。それが完遂されるための条件、それも最高能率で完遂されるための条件を与えるのが、パーフェクトコーディング理論だといってよいのです。

8　ビタミンカスケード

滝には、川を垂直に立てたような1本の流れがあるかと思うと、階段をおりるような、段々滝もあります。日本語ではどちらも滝ですが、英語ではこれは区別されています。1本のはウォーターフォール、段々のはカスケードです。このカスケードを、メガビタミン主義の説明に利用したものがビタミンカスケード、別名カスケードモデルです。

ビタミンは水ではないのですから、それが滝になるわけはありません。だから、ビタミンのカスケードは、現実のものではなく、頭の中だけのものです。

ビタミンは、まず私たちの口に入ります。そして、食道をくだって腸へ行き、そこで吸収されて血液に入ります。血中のビタミンは、白血球に取り込まれたり、毛細血管からにじみ出て、そこにある組織に取り込まれたりして、それぞれに割り当てられた仕事をするわけです。

カスケードモデルでは、原則としてビタミンの作用の一つひとつを段とします。だから、段々の数が多くないと、話はおもしろくありません。その意味で、ビタミンCの場合が一番おもしろいようです。

ビタミンCは、数あるビタミンのうちでもっとも多彩に作用します。『ポーリング博士の快適長寿学』『ビタミンCと風邪・インフルエンザ』『がんとビタミンC』などの著書で日本に知られているポーリングは、ビタミンCの作用は50を超えると書いています。私は、それがもっと多いと思っています。

ビタミンCは、酵素の協同因子として働くばかりでなく、活性酸素除去作用ももっています。活性酸素についての詳しいことは、このシリーズのほかの本、例えば『成人病は予防できる』をご覧ください。とにかくこの活性酸素は、ガンを含む成人病や老化現象に深く関わるものなので、それの除去には大変な価値があるのです。

ビタミンCの作用として誰もが知っていることは、「壊血病」の予防でしょう。これについて、少しばかり説明を加えることにします。

壊血病というのは、歯ぐきなどからの出血を初期症状とする、死に至る病気です。この出血は、毛細血管壁が破れて血液がもれる現象ですが、毛細血管壁の強度を保つものは「結合組織」というものなので、これが弱いことの結果として、出血が起きるのです。

結合組織の主成分は、「コラーゲン」という名の「繊維状タンパク」です。

コラーゲンは、「繊維芽細胞」(結合組織形成細胞)と呼ばれる細胞からの分泌物です。コラーゲンを作らなければならなくなると、結合組織の修理屋である繊維芽細胞が出てきて、自分がもっているDNAのコラーゲンに関する部分を解読して、コラーゲンのもとになるプロコラーゲンを作ります。

この作業は、「粗面ミクロゾーム（小胞体）」の上で、リボゾームによって行われるわけです。このプロコラーゲンはアミノ酸の鎖で、そこには、リジン・プロリンという二つのアミノ酸がところどころに入っています。この二つのものが出てくると、そこに水酸基（OH）をくっつけることになっているのですが、そこには、その作業を担当する酵素が、ちゃんと控えています。そしてそこには、協同因子としてビタミンCがなければいけないことになっているのです。

そういうわけで、ヒドロキシリジンとヒドロキシプロリンを含む、いっぷう変わったアミノ酸の鎖ができます。これがつまり、プロコラーゲンなのです。

プロコラーゲンは、できるそばから細胞の外に出て3本ずつ並びます。すると、そこに別の酵素がやってきて、両端の分子構造を変えて、プロコラーゲンをトロポコラーゲンというものに変えます。トロポコラーゲンの3本は、自然に絡み合って、きれいな三つ編の紐を作ります。この紐の名前がコラーゲンです。

ここまでの説明で分かったのは、ビタミンCがないと、リジンにもプロリンにも水酸基がくっついていかないので、プロコラーゲンもトロポコラーゲンも、のっぺらぼうだということです。こういうものは絡み合ってくれないから、三つ編の紐を作ることができません。

三つ編にならない、ただのアミノ酸の鎖は弱いものです。毛細血管の壁がこんなもので作られていては、それが破れても不思議はありません。それがつまり、壊血病の場合なのです。

粗面ミクロゾーム

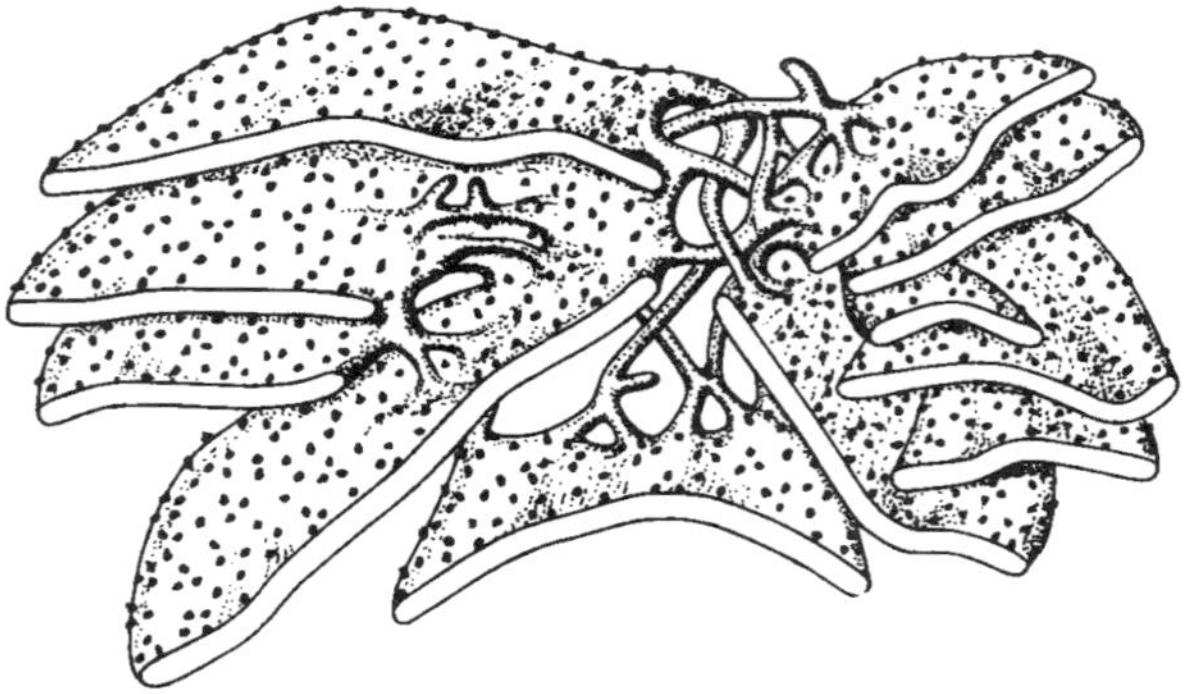

コラーゲン合成代謝のモデル

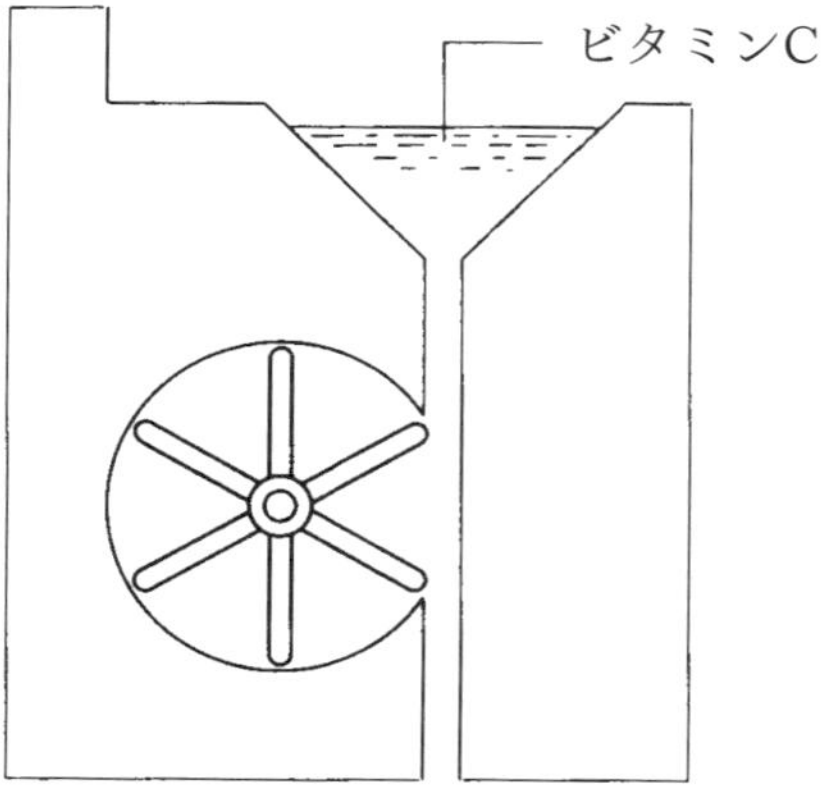

ところで、カスケードモデルでは、ビタミンCならば、その抗壊血病作用のようなものを、段々の一つにすることになっています。それを図解すると、86ページの下図のようになります。

漏斗に入ってくるのは、水ではなくてビタミンCです。ビタミンCは水に溶けますが、ここではそんなことはどうでもよいとします。漏斗は、あなたの口だと思ってください。ここには水車があって、上から水が入れば回ります。この水車の運動を代謝と考えるのです。ここでは、それを、コラーゲン合成代謝とすればよいことになります。

水を誘導するもの、つまり漏斗や水路や水車は、タンパク質でなければなりません。というのは、水をつかまえて働かせるものは、酵素タンパクだからです。このように考えると、ビタミンよりさらに重要なものがタンパク質であることが分かります。メガビタミン主義は、タンパク不足では無意味になるのです。

さて、カスケードは、段々が一つでは成立しません。そこで、もう一つの段として、ビタミンCの抗ストレス作用をもってくることにしましょう。

先にふれたことですが、副腎皮質でコルチゾンやコルチゾールなどの抗ストレスホルモンを作る代謝には、ビタミンCを協同因子とするものがあります。これを、ビタミンCの抗ストレス作用として、それに一つの段を与えることにします。段々は、二つになりました。

カスケードでは、二つの段があるときどちらかが上にきて、もう一つは下にこなければなりません。抗ストレス作用と抗壊血病作用、副腎皮質ホルモン合成代謝とコラーゲン合成代謝と、二つの対立物が出てきました。どちらを上、どちらを下にすべきでしょうか。

ビタミンのカスケード、あるいは「ビタミンカスケード」では、段々の一つひとつについてこのような問題が起きてきます。そしてそれは、勝手に決めてよいものだとは考えられません。

先に酵素と協同因子との確率的親和力を問題にしましたが、これは、原則として誕生の時点から決まっている性質のものです。つまりそれは、DNAによって、遺伝現象として、動かしがたいものなのです。そしてこのことは、体質として、具体的にはどんな病気にかかりやすいかの問題としても、とらえられると考えられます。

血液型を取り上げて、ああだこうだと勝手なことを言う人がいますが、これが赤血球のABO式血液型であるならば、大した意味はありません。これに対して、白血球の血液型「HLA」と呼ばれるものがあります。これは免疫に深い関係があるために、臓器移植の際には、ぜひ調べなければならないものです。そして、これによってどんな病気にかかりやすいかという意味の体質が決まるようです。ヘビースモーカーは、よく肺ガンの心配をしますが、これもHLAによって決まるということが分かりました。

HLAは、白血球に14個付いています。そして、そのうちの何個かは、主要臓器のすべてに付いています。この14個の紋章の種類は500もあります。子は、両親のもつ計28個のH

ＬＡから14個を受けつぐのです。昭和天皇の輸血のとき白血球を除去したのは、免疫による障害を考慮したためでした。

ＨＬＡに表れる体質上の弱点と、確率的親和力に表れる体質上の弱点との関係は、分かりません。しかし、どちらも遺伝子レベルのものですから、「多遺伝子病」が話題になっている現在、この関係は興味あるものといえましょう。

もし、この体質上の弱点とされる二つのものが重なるとしたら、ＨＬＡ的弱点が、メガビタミン主義によってカバーされることになるはずです。私の経験からすれば、このように考えることのできる余地は、十分にありそうです。そしてここでの問題は、カスケードモデルにすれば、ある代謝を、段々の高いところにおくか低いところにおくかの問題になるのです。

この段の上下関係を考えていくと、86ページの下図は不完全なことが分かります。というのは、これを水の場合とすれば、水さえあれば、水車は自動的に回り出すからです。生体の場合、ビタミンCがあっても、かならずコラーゲンが合成されるわけではありません。フィードバック関係によって、つまり要請があったとき、それに対応して、必要な量のコラーゲンが作られるようなコントロールが行われているのです。90ページの図は86ページ下図の改良型で、水路にコックが付いています。これで、水量の調節ができるわけです。酵素タンパクが合成されれば、その量に応じて、コックは大きくも小さくも開き、合成がやめばコックは閉じるということです。

これは、コラーゲンの場合だけではなく、すべての水車で同様でなければなりません。

そこで、段の上下の問題ですが、仮にコラーゲン合成が上、副腎皮質ホルモン合成が下としてみます。これは抗壊血病作用優先ということですから、ビタミンCの摂取があれば、この人が壊血病にみまわれる確率は低い、ということになるでしょう。

反対に、副腎皮質ホルモン合成が上になったらどうでしょうか。抗ストレス作用優先ですから、ストレスに強い代わりに、コラーゲン合成には弱いことになります。コラーゲンは、

コラーゲン合成代謝のモデル
（改良型）

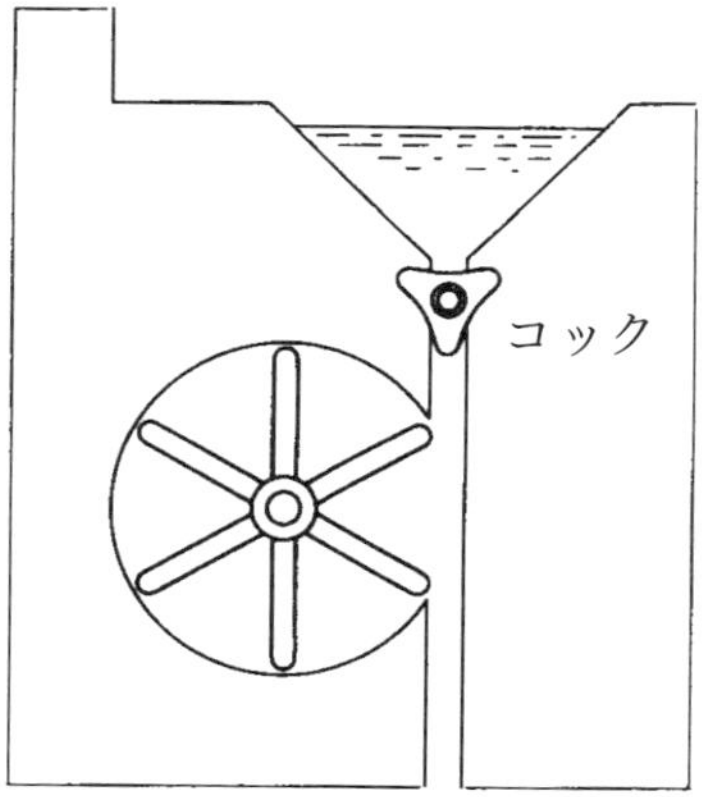

骨の主成分であるほか、皮膚にも内臓にも椎間板にも角膜にも、至るところにあります。ストレスが激しければ、障害は、そこにもおよびかねません。

それは困るというなら、どんどんビタミンCを摂ればよいわけです。ですから、ビタミンカスケードは、メガビタミン主義を支持することになるのです。

ウイルス感染症に属する一群の病気があります。風邪・インフルエンザ・はしかなど、いろいろです。

ウイルスは、自然に死ぬことがないところから、生物とはいいにくいので、半生物と呼ばれたりします。その本体は、DNAまたはRNAが、タンパク質のカプセルにおさまった形のものです。風邪のウイルスは、喉の細胞に取り付くと、カプセルをぬいで中に侵入します。これは「RNAウイルス」で、自分のカプセルの設計図になっていて、それを作る仕事を喉の細胞に押し付けるのです。

喉の細胞は、粘液を作る作業をやめて、せっせとウイルスのカプセルの製造を始めます。そしてRNAの複製も始めるので、新しいウイルスが、続々できてきます。それが、細胞の中にいっぱいになると、細胞は、膜がはじけて死に、無数のウイルスがどっと周りに出ていきます。

こうしてできた細胞の死体には、「マクロファージ」や細菌がたかって、それを食べにかかります。細菌には、「好中球」がおそいかかるでしょう。マクロファージや好中球は、白血球の仲間だから味方です。この二つは、活性酸素で敵を攻撃するので、そのあたりに活性酸素がみなぎります。好中球などは、自分の活性酸素にやられて「膿」（うみ）になります。

とにかく、大変な騒ぎが起きてしまうのです。

こういうわけで、風邪は、はじめはウイルス感染症ですが、細菌が参加して、やがて混合感染となるのです。

この大騒動が嫌なら、ウイルスが、自分のRNAの翻訳を喉の細胞にやらせるのを妨害すればよいわけです。人間のすべての細胞は用意周到、そのそなえをもっているのです。それは「インターフェロン」という物質で、これを日本名にすれば干渉因子となります。すべての細胞は、ウイルスが侵入するとそれにフィードバックして、インターフェロンの生産を開始します。これの設計図が、ちゃんとDNAに暗号化されておさまっているのです。

インターフェロンは、自分の細胞のリボゾームがウイルスの遺伝子の命令にしたがうのに干渉して、それをやめさせてしまいます。こうなっては、さすがのウイルスもお手上げになってしまいます。このインターフェロンの合成代謝に、協同因子としてビタミンCが登場するのです。

これは別の話になりますが、ガン細胞のような異形の細胞の敵に、「ナチュラルキラー細胞」（NK細胞）というのがあります。インターフェロンには、このナチュラルキラー細胞を賦活する作用もあるのです。

余談はさておき、このインターフェロン合成代謝に、カスケードの段を与えることにしましょう。この抗ウイルス作用の段が、抗ストレス作用の下にあったとします。

もし、強烈なストレッサーが加わると、副腎皮質ホルモン合成代謝のレベルがすごく高くなるので、よほど大量のビタミンCが流れてこないと、インターフェロンの水車は止まってしまいます。それで、風邪をひくとか、ガンの症状がすすむとか、ビタミンC欠乏症が現れる始末になります。このような経験は、多くの人にあるのではないでしょうか。

ビタミンCの役割を、ポーリングは50以上としましたが、それを全部揃えてカスケードを作ると、大変なことになります。しかし、それをみながら、ここに書いたようなことを考えるのは興味をそそられることです。それにつけても、作用の序列を間違えないように整えることは、至難のわざだと思います。

私は一応、代謝の順序を、酵素と協同因子との確率的親和力の大きさの順序と同じとしてはどうかと考えています。そうすれば、ビタミンの効率の高いものほど上へ行くので、流れが最下段まで届きやすいことになるからです。ビタミンが、与えられた代謝のすべてを実現するためには、カスケードの一番下の段まで流れなければならないのです。

生体はたくみにできている、とよく言われます。その言葉が正しいとすれば、カスケードの段の順序は、ここに書いたようになるはずです。それにしても、カスケードの全段をうるおすには思い切って大量のビタミンの摂取が必要だということが、これによって明らかになると思います。

世は飽食の時代だ、とよく言われます。しかしそれが、すべての栄養素が十分にあることを意味していないことは明らかです。そこには、生体の合目的性への無言の信頼があって、私たちは、それにおんぶして、その日その日を生きているだけにすぎません。

そこには常に何かの不足があって、生体はやりくりにおおわらわだと思います。ビタミンカスケードは、そのやりくりのモデルを、ビタミンに例をとったものとお考えください。ところで、ビタミンCの働きを、もう少し並べることにしましょう。ビタミンCの抗ガン作用について、先にインターフェロンを取り上げましたが、コラーゲンの作用も見逃すわけにはいきません。

乳ガンの疑いをかけられた人に、私は、ビタミンCをすすめることがあります。その主な期待は、コラーゲンによる腫瘍組織の封鎖です。これができれば、腫脹《しゅちょう》は、周りへの浸潤を妨げられると同時に、いわば糧道を断たれることになって、退縮せざるを得なくなります。この考え方で、しこりが消えた例はいくつもあります。ポーリングのビタミンCによるガン対策は、ここに重点がおかれています。

すでにみてきた通り、ビタミンCは、インターフェロン合成に役割をもつことによって、ウイルスに対抗するばかりか、ガンにも対抗できることが分かりました。またそれは、コラーゲン合成に役割をもつことによって、壊血病に対抗するばかりか、ぎっくり腰・むちうち症からガンにも対抗できることが分かりました。

これは、ビタミンCだけの話ではありません。このようなさまざまな効果を、すべてのビタミンが、それぞれにもっていることを知らなければならないのです。

念を押しておきますが、カスケードの構造物の材料が、タンパク質であることを忘れないでください。タンパク質不足では、カスケードというしかけそのものが、存在できなくなるのです。

さて、**ビタミンCが協同因子となる代謝**を挙げてみると、およそ次のようなものになります。

コラーゲン合成・副腎皮質ホルモン合成・インターフェロン合成・チトクロームP450合成・免疫グロブリン合成・コレステロール分解・ヒアルロニダーゼ抑制因子合成・ジメチルニトロソアミン合成阻害・菌毒素不活化・リパーゼ活性化・グリコーゲン合成・ブドウ糖吸収抑制・一酸化炭素毒性緩和・汚染物質毒性緩和・重金属毒性緩和・知能指数上昇・分裂病改善・鬱病改善・排卵促進・分娩時間短縮・コーディング・活性酸素除去、などなど。

このようにビタミンCの作用は、多種多様であって、取り上げたらきりがありません。興味のある方には、『ビタミンCのすべて』(『三石巌全業績』第8巻)をおすすめします。

ここに挙げたもののうち、未知の用語にぶつかると困りますので、いくつかについて説明を加えておきましょう。これも詳しいことは、前記の書物でご覧ください。

チトクロームP450というのは、医薬・汚染物質・添加物などの解毒を受けもつ「薬物代謝」に主役をつとめる酵素で、日本人の発見によるものです。この酵素は、医薬の副作用をはじめとして、添加物・汚染物質などの解毒に働くと考えて、おおむねよいでしょう。

コレステロール分解と書いたのは、血中コレステロールが肝臓へ運ばれてから胆汁酸になることを意味しています。この代謝は、血中コレステロール値が、200以上でないと起きない、と言われています。

ヒアルロニダーゼ抑制因子合成とは、次のようなことです。結合組織の主役は、コラーゲンですが、わき役にヒアルロン酸というのがあります。物質としては「粘質多糖体」に属するものです。ガン細胞や細菌は、これを溶かすことによって結合組織に穴を開け、そこから侵入をはかります。このヒアルロン酸を溶かす酵素が、ヒアルロニダーゼです。ビタミンCは、これを抑制して、ガンの浸潤や細菌の感染を防ぐということです。

ジメチルニトロソアミンは、強力な「発ガン物質」として有名なものです。魚を焼くとジメチルアミンが発生します。これが亜硝酸塩に出会うと、酸性の環境では、二つが結合してジメチルニトロソアミンになるのです。亜硝酸塩は、ハムやソーセージの発色剤として使われているし、第一、野菜に含まれています。ビタミンCは、この結合を妨げてくれるのです。

また、**リパーゼ**とは、中性脂肪を脂肪酸とグリセロール（グリセリン）とに分解する酵素の名前です。ビタミンCの血中濃度が低いと、中性脂肪値が高くなることが知られています。最後の**活性酸素除去**は、厳密にいえばスーパーオキサイド除去です。このものは、エネルギー発生に伴う活性酸素ですから、すべての細胞で不断に出てきます。これに対しては「SOD」（スーパーオキサイド除去酵素）が用意されていますが、それが間に合わないとき、ビタミンCが手がらを立てるでしょう。SODはマンガン酵素および銅・亜鉛酵素ですから、タンパク質やマンガンや銅・亜鉛が不足すれば、これに期待するのは無理というものです。

こんなにもいろいろあるビタミンCの作用が、どのような優先順位で現れてくるかは、興味ある問題です。しかし、そんなことを問題にせずにすます方法があります。それは、カスケードの一番下まで滝が流れ落ちるように、十分に大量のビタミンCを摂る、という方法です。これがメガビタミン主義者の方法なのです。そしてこれこそが、ビタミンCによってロウソクを太くする、ただ一つの方法なのです。

9 高タンパク食は、なぜよいか

先に、ビタミンカスケードのしかけそのものが、タンパク質でできていることを指摘しました。人体は、水を除けば大部分がタンパク質です。だから、ロウソクの本体だってタンパク質だといってよいくらいです。タンパク質が足りないロウソクは、細くなります。

命の炎に例えたときのロウソクの太さは、身体の太さと直接の関係はありません。身体の太さを決めるものは、力士のようなスポーツマン以外では、主として脂肪です。

人体を作るタンパク質の種類は多いのですが、その中でもトップに位置するものは、コラーゲンです。その量は、全タンパク質の3分の1もあります。身体を作るタンパク質、つまり「構造タンパク質」は、コラーゲンだけではありません。弾力にとんだ「エラスチン」もあります。しかし、何といっても一番多いのは、酵素タンパクです。カスケードの形を作るタンパク質も、酵素タンパクです。酵素タンパクが一つでも欠けたら、命の炎は無事ではすまないのです。

そういうわけで、タンパク質こそは、第一の栄養素だといわなければなりません。フランスの生物学者ジャック・モノーは、タンパク質が生体の合目的性を保障するものであることを、強調しています。このことは、拙著『偶然と必然』(「三石巌全業績」第26巻)に紹介してあります。

ご承知の通り、タンパク質はアミノ酸のつながったものです。そして、アミノ酸の配列の違いによってタンパク質の働きも違ってきます。人間の身体には、万の桁のタンパク質がありますから、アミノ酸配列もいろいろあるはずです。もしここで、全部のタンパク質をアミノ酸に分けて、その数を調べることができたとしましょう。アミノ酸は20種ありますが、そのうちの10種は、製法がＤＮＡにきざまれているので原料さえあれば何とかなります。そして、後の10種は、食品に含まれているものを当てにしなければなりません。そのためにこれが、「必須アミノ酸」と呼ばれるのです。結局、タンパク質の質が問われるとき問題になるのは、必須アミノ酸の量の比ということになってくるでしょう。

この必須アミノ酸、すなわち不可欠のアミノ酸の比は、人間にとって重要な数字です。それが、人体を作るタンパク質の特性を表しているからです。この比を、仮に「黄金比」と呼ぶことにしましょう。そして、話を単純にするために、黄金比を、1対1対1……つまり、10種アミノ酸が等量であったとしましょう。

卵はタンパク食品として知られています。これの必須アミノ酸の比率が黄金比であったとします。そうであれば、卵は、人間にとって理想的なタンパク源といわなければなりません。そして事実、そう考えてよいのです。

このように、必須アミノ酸の比率が黄金比になっているタンパク質を、「プロテインスコーア100のタンパク質」といいます。卵のプロテインスコーアは100としてよいのです。

植物性タンパク質として評判の高い大豆をとってみましょう。これは「含硫アミノ酸」の比率が、ほかのアミノ酸が1対1対1のようになっているのに、0・56しかありません。ということは、これが0・56であるために、ほかのアミノ酸の利用率が0・56におさえられるということです。それはつまり、ほかのアミノ酸の利用率が56パーセントにとどまって、後の44パーセントが捨てられるということです。このことから、大豆タンパクのプロテインスコーアを56とすることになります。

ここで、大豆タンパクのプロテインスコーアを低くおさえた原因のアミノ酸が、含硫アミノ酸であることに注意する必要があります。このようなアミノ酸を、「制限アミノ酸」といいます。

含硫アミノ酸というのは、実は、アミノ酸の名前ではありません。それは、硫黄を含むアミノ酸の意味です。含硫アミノ酸には、メチオニンとシステインの二つがあります。そのうちのメチオニンは必須アミノ酸ですが、システインは「可欠アミノ酸」です。それは不可欠ではないのです。ところが、システインの原料はメチオニンだけです。だから、二つをまとめて必須アミノ酸扱いにするのが実用的ということになります。

アミノ酸の比率は、食品によってまちまちですから、制限アミノ酸は、食品によって違います。含硫アミノ酸が制限アミノ酸になっている食品、つまり**含硫アミノ酸不足の食品**を並べてみましょう。

大豆・豆腐・みそ・納豆・チーズ・ソーセージ・サケ・たらこ・すじこ・牛肉・豚肉・アジ・カジキ・牛乳・オートミール・ジャガイモ……、とても多いのです。

一方、「余裕アミノ酸」といって、余ってエネルギー源に回されるアミノ酸をもつタンパク食品があります。含硫アミノ酸をよけいにもつ食品を探してみると、卵のほかには、コーンフレークしかないことに気づきます。ここで卵というのは、卵黄プラス卵白の意味です。卵を敬遠する人がいますが、これは食生活上の大問題としなければなりません。要するに、日本人の食生活では、含硫アミノ酸が不足しがちなのです。

制限アミノ酸、つまりプロテインスコーアをおさえて、タンパク質の良質度を下げるアミノ酸として、含硫アミノ酸の次にくるのは、「トリプトファン」です。これを**制限アミノ酸とする食品**を並べてみましょう。

サンマ・イワシ・エビ・カニ・イカ・ハム・卵白・シイタケ・マトン・トウモロコシ

ついでに、**トリプトファンを余裕アミノ酸とする食品**を挙げると、ジャガイモとソバぐらいしか、めぼしいものはありません。

プロテインスコーアの高くないタンパク食品でも、その制限アミノ酸を補うことのできるタンパク食品と一緒に摂れれば、プロテインスコーアは、上がるわけです。それには、制限アミノ酸が何であるかを知り、そのアミノ酸をよけいにもっている食品を探して、適当に摂りあわせればよいことになります。そのことは頭では分かっても、実際問題として、この方法でプロテインスコーア100を目指すのは、不可能といってよいでしょう。

私どもが配合タンパクに手を出すのは、プロテインスコーア100のタンパク食品が卵だけしかないこと、タンパク食品と呼ばれるものの多くが脂肪と抱き合わせになっているために、高カロリーにかたむくことなどによるのです。

成人は、体重の1000分の1の量のプロテインスコーア100のタンパク質を摂らなければなりませんから、私は、65グラムのそれを必要とします。そのために、毎日45~50グラムを配合タンパクで摂る習慣を身につけています。このようにすれば、食事内容について、タンパク質の点で神経を使わなくても、低タンパク食におちいるおそれがないからです。

なお、体重の1000分の1の良質タンパクを必要とするのは、成人の場合です。発育期の子どもや妊婦では、これの50パーセント増しの量がいると言われています。こうなると、そういう人たちが、低タンパク食におちいる危険性がまことに高いことが分かります。配合タンパク抜きの食生活は考えものです。

タンパク質不足の食生活のデメリットを挙げておきましょう。

肥満・貧血・胃下垂・遊走腎・免疫不全・骨折・肌荒れ・老化促進

タンパク質についての詳しいことは、『タンパク質の分子栄養学』(「三石巌全業績」第9

巻）をご覧ください。

〈解説〉

近年、プロテインスコアではなく、アミノ酸スコアという場合が多くなりました。プロテインスコアもアミノ酸スコアも、ともに卵を作っているアミノ酸の種類と量を理想的基準として、タンパク質の栄養価を示したものですが、現在、各国の食事摂取基準では、必須アミノ酸必要量とタンパク質必要量とから計算された「評点パターン」を比較の基準にするようになっています。評点パターンは別の呼び方では「必要量パターン」で、乳児・幼児・学童・成人という区分で、それぞれの必要量を決めています。

このようにタンパク質の評価法は変化してきましたが、制限アミノ酸と余裕アミノ酸による栄養価の度合に対する考え方は変わりません。

制限アミノ酸を加えることにより栄養価がアップします。またタンパク質同士を組み合わせることによって、それぞれがもっている不足分が補われます。「配合タンパク」は、そのようにして考案された食品です。

アミノ酸の働きについては本シリーズ②の『食品の正しい知識』にゆずります。

10　ビタミン・ミネラルの位置付け

分子栄養学の第1の柱は、パーフェクトコーディング理論、第2の柱は、ビタミンカスケード（カスケードモデル）でした。分子栄養学は、もう1本の柱を加えた3本の柱で成り立っています。その第3の柱が、ビタミン・ミネラルの位置付けです。

先に述べたことですが、酵素の種類は約3000と言われます。すると、酵素反応、つまり代謝の種類もほぼ3000ということになります。3000の酵素のすべてとはいえませんが、その大部分は、協同因子を要求します。ということは、協同因子なしでは、大部分の代謝は実現できないということにほかなりません。そこで、協同因子の多くが、ビタミン・ミネラルであることを思い出してください。

私たちの身体の数十兆個の細胞は、それぞれに決められた仕事があります。その役割分担はきちんとしています。

副腎皮質ホルモンを作る細胞、インシュリンを作る細胞、神経伝達物質を作る細胞、という具合です。作る物質によって、原料も違い、化学反応も違うわけですから、要求する栄養素は細胞によって違う、と考えなければなりません。

そうはいっても、ある細胞とほかの細胞とで、要求する栄養素が全然違うということはありません。というのは、すべての細胞に共通な作業があるからです。

その一つは、エネルギー代謝です。エネルギー作りの仕事です。原則として、エネルギーなしでは、細胞はどんな仕事もできないのです。

共通な作業のもう一つは、コーディングです。細胞の仕事は、1から10まで遺伝子DNAの指令によるものでしょう。それはつまり、暗号を解いて酵素タンパクを作り、それによって所定の化学反応を行う、というような作業なのです。

コーディングは、やみくもに始められるわけではありません。生体の要求があって初めて実現するのです。デンプン消化酵素が作られるのは、デンプンが口から入ったのを合図にして、行われるのです。それは、打てばひびく関係であり、フィードバックの関係です。そのとき、DNA分子の、その暗号の部分だけが開裂し、それがmRNAに転写され、それが核外に出て、粗面小胞体上でリボゾームによって翻訳される、というような一連の代謝が進行するわけです。

コーディングの過程には、20以上の代謝がありますから、酵素の種類も20を超えるわけです。その酵素が協同因子を要求するとしますと、必要なビタミン・ミネラルも少なくないはずです。

ビタミン・ミネラルの位置付けの中で、コーディングに関係するものを、「フィードバックビタミン」「フィードバックミネラル」と呼ぶことになっています。それを並べてみると、次のようになります。

フィードバックビタミン

A・B_1・B_2・B_{12}・C・E・ニコチン酸・パントテン酸・葉酸・ユビキノン（コエンザイムQ$_{10}$）

フィードバックミネラル

ヨード・マグネシウム・亜鉛

ビタミンEが、コーディングのどの場面で働くのか、私は知りません。しかし、このビタミンが核内に入ることは、知られているのです。

また、ヨードが、コーディングのどの場面で働くのかも、私には分かりません。しかし、ヨードが、核膜にくっついていることは、知られています。

このような事実を根拠に、ビタミンEやヨードがフィードバックに関わるとしているのです。そこには、生体は合目的的にできている、という基本的な考え方があります。

もっとも、ビタミンB_{12}のように、働き場所のよく分かったフィードバックビタミンもあります。これは、RNA素子をつないで*m*RNAを作る酵素の協同因子ということになっているのです。

フィードバックビタミンやフィードバックミネラルのように、すべての細胞に必要なものを、「全細胞ビタミン」「全細胞ミネラル」といいます。むろんこれは、分子栄養学上の約束です。

全細胞ビタミン・ミネラルは、フィードバックビタミン・ミネラルだけではありません。ちょっと考えてみれば分かるように、エネルギー発生は、すべての細胞で行われる仕事です。したがって、エネルギー発生に関わるビタミン、すなわち「エネルギービタミン」は、全細胞ビタミンでなければなりません。

そしてまた、エネルギー発生に関わるミネラル、すなわち「エネルギーミネラル」は、全細胞ミネラルでなければなりません。それを並べてみましょう。

エネルギービタミン

B_1・B_2・B_6・C・ニコチン酸・パントテン酸・ユビキノン

エネルギーミネラル

鉄・亜鉛・マンガン・マグネシウム・銅

身体では、消費されるエネルギーがATP（アデノシン三リン酸）であることは、もうご存じと思います。そしてそれは、「ミトコンドリア」で作られるものです。ですから、ミトコンドリアをもたない細胞、つまり水晶体・網膜・赤血球などに、エネルギービタミン・ミネラルは不必要なわけです。もっとも、赤血球には核もありませんから、フィードバックビタミン・ミネラルもいらないわけです。

私たちが食物から摂る栄養物質として量の上で最大のものは、糖質・脂質・タンパク質の三つ、つまり「三大栄養素」です。身体は、それらの物質の分子を、そのままの形で利用するわけにはいきません。ブドウ糖をつないでグリコーゲンにしたり、脂肪酸の鎖を延ばしたり、タンパク質の材料であるアミノ酸の種類を変えたり、いろいろと細工をします。このような変換に登場するビタミン・ミネラルに対して、「変換ビタミン」「変換ミネラル」の名を与えることにしましょう。

それをここに並べてみましょう。

もちろん、変換ビタミンをいうとき、糖質と脂質とタンパク質を別々に考えなければなりません。

糖質変換ビタミン

A・C・ニコチン酸

糖質変換ミネラル

クロム・モリブデン・マンガン

糖質をとっても、これらのビタミン・ミネラルがなければ、それを有効に利用することができないのです。ビタミンAが欠乏すれば夜盲症になるとか、ビタミンCが欠乏すれば壊血病になるとかいった話は、いまやどこかに消し飛んでしまいます。

もっとも、ここで変換といっていることの中に、エネルギー発生は含まれていません。糖質をエネルギー化するのに、どんなビタミン・ミネラルがいるかということは、エネルギービタミン・エネルギーミネラルのところに書いておきました。

脂質変換ビタミン

B_2・B_{12}・C・H（ビオチン）・ニコチン酸・パントテン酸

脂質変換ミネラル

マンガン・クロム

ここで脂質変換といっているのは、いろいろな脂肪酸を作ったり、食物からとった脂肪酸の鎖を延ばしたり、コレステロールのような脂質を作ったりする代謝を指しています。脂質をエネルギー化する代謝は、含まれていないのです。

ラットに三価クロムを投与すると、脂肪酸やコレステロールの合成が促進されることが、分かっています。

脂肪酸にはいろいろなものがあって、人間が自前で作れないものが、いくつもあります。それでいて、それがぜひともなければ困るものを「不可欠脂肪酸」といいます。

それについての詳しいことは別の本にゆずりますが、名前を挙げると、「ガンマリノレン酸」「アラキドン酸」「エイコサペンタエン酸」の三つになります。

よく知られた「リノール酸」は、ガンマリノレン酸やアラキドン酸の材料にすぎないので、この二つがあれば、摂る必要はないといってよいのです。もっとも、このリノール酸も自前では作れません。

ガンマリノレン酸・アラキドン酸・エイコサペンタエン酸の三つの脂肪酸がなぜ不可欠かというと、それがなければ、局所ホルモンとも呼ばれる「プロスタグランディン」が作れないからです。

プロスタグランディンの詳しいことは、本シリーズの⑤『成人病は予防できる』でご覧ください。

次はタンパク質の変換という順序になりますが、これは、結局はアミノ酸の変換と考えてよいのです。

アミノ酸変換ビタミン

B_6・B_{12}・C・ニコチン酸・パントテン酸

アミノ酸変換ミネラル

マグネシウム・クロム

自前で作れないアミノ酸を不可欠アミノ酸といいますが、これは、脳では10種、ほかの部分では、9種ということになっています。

不可欠アミノ酸は必須アミノ酸とも言われますが、その名前を挙げておきます。

イソロイシン・チロシン・トリプトファン・トレオニン・バリン・ヒスチジン・フェニルアラニン・メチオニン・リジン・ロイシン

このうち、チロシンだけが、脳にとっての不可欠アミノ酸となっています。

　また、メチオニンは、システインとともに含硫アミノ酸の仲間になっていますが、ビタミンB_{12}があれば、システインから作れないではありません。そして、システインは、メチオニンから作られます。そこで、二つをあわせて、含硫アミノ酸を不可欠アミノ酸とするのが実用的だという考え方もあるわけです。

　先に、タンパク質を構成するアミノ酸の種類が20あるとしましたが、それは、不可欠アミノ酸と可欠アミノ酸とに分けて考えることができます。

　参考のために、**可欠アミノ酸**の名前を挙げておきましょう。

　アスパラギン・アスパラギン酸・アラニン・アルギニン・グリシン・グルタミン・グルタミン酸・システイン・セリン・プロリン

　これが10ありますから、10種不可欠アミノ酸とあわせて20種ということになります。

　アミノ酸には、タンパク質の構成にあずからないものがいろいろあります。脳に必要な「ギャバ」や「ドーパ」や「タウリン」、甲状腺ホルモンとして知られる「チロキシン」や「トリヨードチロニン」はアミノ酸の仲間です。そしてこれらは可欠アミノ酸ですから、ほかのアミノ酸から、変換によって作られることになります。

　ここまでに挙げた、フィードバック・エネルギー発生・栄養素変換などは、活動するすべての細胞で、原則として不断に行われている代謝です。だからこそ、そこに登場するビタミン・ミネラルに対して、全細胞ビタミン・全細胞ミネラルなどの名称を与えたのでした。

そこで、全細胞で四六時中要求されるビタミン・ミネラルを並べてみると、次のようになります。

全細胞ビタミン

A・B_1・B_2・B_6・B_{12}・C・E・H・ニコチン酸・パントテン酸・葉酸・ユビキノン

全細胞ミネラル

鉄・銅・亜鉛・マンガン・マグネシウム・クロム・モリブデン・ヨード

これを見て、ビタミン・ミネラルの種類が多いのにびっくりしたのではありませんか。とにかく、これだけのものがなければ、いや、一つでも不足すれば、全身的な不調が現れて当たり前ということです。これらは、全細胞の活動に必須のものなのですから。

要するに、すべてのビタミン、ほとんどすべてのミネラルを、全身の細胞が要求しているのです。その事実を考えないで、「栄養に気をつけています」なんていう人の気がしれない、と私はいつも思っています。こういうことの知識の上に立って、それを実践して初めて、ロウソクのある程度の太さが保障されるというものです。

ユビキノンとかクロムとか言われても、それを含む食品を教えてくれなかったら何にもならない、と文句をつける人がいることと思います。それについては、１８８ページからの表にまとめてあります。

分子栄養学で扱うビタミン・ミネラルの位置付けは、ある一つの化学反応が、全身の細胞に起きるものなのか、それとも局所的に起きるものかという点に着目して、行われます。そこから、全細胞ビタミン・ミネラルというようなものが出てくることはお分かりでしょう。

11　細胞の役割分担

ご存じの通り、私たち人間は多細胞動物です。その細胞の数は、成人式のころには60兆とも言われ、世界の人口の1万倍にもおよぶ気の遠くなる数字です。

多細胞生物はすべてそうですが、細胞はグループに分かれて、それぞれに役割分担をしています。一人ひとりの身体のはじめは、たった一つの卵です。受精卵です。これが分裂して増殖するわけですが、その途中で役割を分けあいます。おまえは神経なら、オレは骨、という具合です。

これもまたご存じの通り、すべての細胞のもつＤＮＡは、原則として同じものです。ということは、神経になる細胞も、骨になる細胞も、ＤＮＡに違いはないということです。神経の細胞は、ＤＮＡにおさめられたたくさんの遺伝情報のうち神経細胞の働きに必要なものを選んで、コーディングの過程にのせます。それと同じように、骨の細胞は、その遺伝情報の中から、自分に必要なものだけを利用するということです。

「細胞分化」という言葉がありますが、それは、このようにそれぞれの細胞が、自分に与えられた役割を果たすために、遺伝情報の異なった部分を利用するようになることを指しているのです。

遺伝情報の異なった部分が解読されれば、異なったタンパク質が作られます。その多くは、酵素タンパクであり主酵素です。酵素タンパクが異なれば、それの要求する協同因子が違ってくるでしょう。ということは、細胞分化に伴って、細胞の要求するビタミン・ミネラルが、互いに違ってくるということにほかなりません。役割の違う細胞は、原則として要求するビタミン・ミネラルが違うのです。ここに挙げた例でいえば、神経に必要なビタミン・ミネラルは、骨に必要なビタミン・ミネラルとは違うということです。考えてみれば、当たり前の話です。

分子栄養学では、「スポットビタミン」「スポットミネラル」という言葉を使います。スポットライト、スポットコマーシャルなどで分かる通り、スポットとは、全体ではなく、その一部分を意味します。それと同じように、スポットビタミンとは、ある器官、ある組織など、部分が要求するビタミンを指す言葉としてお考えください。要するにこれは、全細胞ビタミンに対立するものです。

分化とか成長とかいうような現象は、一部の細胞にみられるというより、むしろ、広くいろいろな細胞にみられるものといってよいでしょう。しかしそれが、不断に起きる組織がないではありませんが、タイムスケールの中でスポット的に起きるものが多いでしょう。その意味で、分化や成長に登場するビタミン・ミネラルは、スポットビタミン・ミネラルに属するものと考えることにします。

分化ビタミン

A

分化ミネラル

このリストは、不十分のきらいがあります。文献を見て情報がつかめたら、皆さんの手でここに書き込んでいただきたいと思います。いまのところ（1990年）、分化の問題はほとんど手が付いておらず、未解決の分野として多くのなぞを残しているのが実情です。

これからみると、成長の現象は動物実験がしやすいので、多くのことが知られています。

成長ビタミン

A・B_2・C

成長ミネラル

ヨード・クロム・マンガン・亜鉛

一卵性双生児は、DNAがまったく同一です。2人の一卵性双生児の、一方だけにビタミンCを与えると、そっちの方の身長が高くなります。ビタミンCを成長ビタミンに加えた根拠は、これです。

また、甲状腺機能の低い人は、いわゆる「小人症」になります。甲状腺ホルモンがヨードを含むところから、ヨードを、成長ミネラルに加えたのです。

亜鉛欠乏食を与えられたネズミは、成長が止まります。これが、亜鉛を成長ミネラルに加えた根拠です。乳児用粉ミルクに亜鉛が添加されている理由の一つは、この点にあると思っていただきましょう。

さて、次のスポットは、骨に当てることにしましょう。骨といえば「骨格」とむすびつけて考えるのが自然でしょう。骨格は体形を整え、手足の機能を保障するのが役目といえます。だから、骨は硬くて丈夫でなければなりません。しかし、硬い骨が直にふれあっては痛みます。それで、「硬骨」の間にやわらかい骨、つまり「軟骨」が、クッションとしてはさまっているのが普通です。

背骨の作りをみると、硬骨製の「椎骨《ついこつ》」の間に、軟骨の「椎間板」がはさまった形になっているのが分かります。手や足の「長骨」は、硬骨でできていますが、その「骨端」には、軟骨がかぶさっています。

骨格の機能といえば、それは、身体の形を保ったり、手足をたくみに動かしたりすることなので、そのことのために、ビタミン・ミネラルが必要なわけではありません。骨の場合、そのものを作る代謝の中で、どんなビタミンやミネラルが必要かが問題になります。そしてそれは、硬骨と軟骨とで違うのです。

硬骨のためのミネラルとして常識になっているのは、何といってもカルシウムでしょう。

そこで、骨のためにはカルシウムを摂ればよい、と誰しも考えます。

ところで、体内のカルシウムの分布をみると、それはイオンとして、つまり水に溶けた形として、体液中や筋小胞体中などにあるばかりでなく、固体状の沈着物として、動脈壁とか腎臓とかにみられます。つまりそれは、骨だけにあるのではありません。そしてこれが、血管壁や腎臓などにあっては、困るのです。

それでは、カルシウムを口から入れたらどこへいくのでしょうか。骨にたどりつくようにカルシウムを案内する方法は、ないのでしょうか。

骨の中心部には「骨髄」があります。この骨髄と結合したカルシウムを摂取すると、それは血液に運ばれて骨へ行きます。この現象を「組織特異性」と呼びますが、これを利用したカルシウム食品が合理的です。

硬骨ビタミン

A・C・K

硬骨ミネラル

カルシウム・リン・銅

硬骨も軟骨も、主要成分は、両方とも例のコラーゲンです。ビタミンCを硬骨ビタミンに入れてあるのは、コラーゲン合成に必要だという事情からです。

ところで、軟骨というものは、硬骨からカルシウムをマイナスしたようなものとみてよいのです。

そこで、軟骨ビタミン・軟骨ミネラルは、次のようなものになります。

軟骨ビタミン

A・C

軟骨ミネラル

リン・銅・マンガン

軟骨に異常のできる病気はいろいろです。「ぎっくり腰」や「椎間板ヘルニア」などがその例ですが、この種の病人が、ここに挙げた軟骨ビタミンの大量投与によって回復した例は、いくらもあります。ただし、そのとき必要とされるものの筆頭にくるのが、タンパク質であることを忘れてはなりません。このようにして、80歳の男性のつぶれた椎間板が、正常になった例さえあるのです。

ここにマンガンを加えた理由は、次の通りです。動物にマンガン欠乏食を与えると、軟骨の発育不全が起こります。なぜそんなことになるのかというと、軟骨に特有な粘質多糖体があって、それの合成にマンガンが重要な役割を果たしているから、と説明されています。ところで、私たち人間のような多細胞動物では、細胞がばらばらになっては一番困ります。それで、「間質」（細胞間質）という特別な物質で細胞と細胞との間をうめ、さらにそれをのり付けする仕組みになっています。この間質として特に重要なものは、「結合組織」です。

結合組織が、コラーゲンというタンパク質と粘質多糖体とでできていることは、もうご存じのはずです。器官によって違いますが、そこに含まれるタンパク質が、コラーゲンではなく「エラスチン」になっているところもあり、両方がまざっているところもあります。エラスチンは伸び縮みが大きく、弾力に富むのが特徴です。動脈壁の結合組織は、コラーゲンではなくエラスチンを含んでいます。そして、エラスチンの合成には、銅がいるのです。粘質多糖体の方もいろいろで、「コンドロイチン硫酸」「ヒアルロン酸」「ヘパラン硫酸」などがあります。それらのどれもが、合成に際してビタミンAを要求するのです。

ここで念のために、コラーゲンとエラスチンの違いについて説明をしておきます。前に述べたように、コラーゲンは、繊維状タンパクが3本で三つ編になって、らせん状になったものです。それには弾力がありますが、強さの方に重きがおかれます。輪ゴムをひっかけてつなぐと、紙ヘビのおもちゃのようなものができます。これは弾力に富みますが、エラスチンはそれに似ています。動脈壁にはエラスチンが多いのです。

結合ビタミン

A・B_6・C

結合ミネラル

鉄・銅

スポットライトは、硬骨に、軟骨に、そして結合組織にと、思いつくままに照明を移動させることになりました。しかしこれは、スポットライトの宿命なのですから、気にかけることはありません。

そこで、今度は血管です。血管には、「動脈」「静脈」「毛細血管」などの区別があって、その構造や成分に違いがあるわけですが、栄養条件によって影響を受けやすいのが動脈だということから、特にそこにスポットを当てて、血管を扱うことにします。その意味からすれば、血管ビタミン・ミネラルという代わりに、動脈ビタミン・ミネラルとするのが適当なのかもしれません。

動脈という名の血管を作る材料は、弾力繊維・平滑筋・結合組織などです。これらはどれもタンパク質ですから、ビタミン・ミネラルをいうより前に、高タンパク食の必要性を挙げなければならないでしょう。高タンパク食は、コラーゲンやエラスチンの材料を保障するはずです。

エラスチンが動脈壁に多いことは、先に述べました。これが弾力に富むことから、そのような設計になっているのです。ところが、歳をとると、動脈壁のエラスチンは減少傾向になります。これに伴う弾力の低下が、動脈硬化の原因の一つになっているわけです。

血管を傷める病気として悪名の高いのは、糖尿病です。動脈の硬化とか、破裂とか、梗塞とか、嫌なことが思い出されます。

私は糖尿病患者ですが、梗塞も出血も起こしたことがありません。血圧は、上が140台、下が70台ですから、真正高血圧症ではないのです。これは、動脈の弾力が著しく低下していないことの証拠でしょう。

これをみると、少なくとも動脈の健康管理において、私は失敗していないと言えるように思います。それが、結合ビタミンや結合ミネラルの量が、いわば適切であることのたまものであることは、申すまでもないでしょう。

そして、その基礎に高タンパク食があることは、もちろんです。

ネズミの血管を引っぱって切る実験が、NHKテレビで紹介されたことがあります。低タンパク食の血管がたちまち切れたのに対して、高タンパク食の血管は、かなり伸ばしても切れなかった場面は印象的でした。

この画面を見た人は、おそらく私と同感だったでしょうが、これは大変だと思って、その日から高タンパク食を心がけた人はどれほどいたでしょうか。健康管理上の知識は、実践にふみきらなければ価値はないのです。この実験をした人が、自分のタンパク摂取量について反省をしたかどうかも問題だ、と私は思います。教科書的な勉強という言葉がありますが、その意味をここでかみしめてみようではありませんか。

なお、よけいなこととかとは思いますが、私は、降圧剤に手を出したことはないのです。

ここに書いたことからすれば蛇足になることですが、血管ビタミン・血管ミネラルを挙げることにします。

血管ビタミン

B_6・C・A

血管ミネラル

銅

血管が出てきたついでに、造血を取り上げることにしましょう。造血ビタミンという言葉は、古くから使われてきました。しかしそれは、血液成分のすべてを頭においたものではなく、血色素ヘモグロビンの合成に的をしぼったものです。

ヘモグロビンの前駆物質はアミノ酸グリシンです。ここから出発して、ヘモグロビンという名の鉄タンパク質ができるまでには、8段階の代謝がいります。そのそれぞれに酵素が介入し、その酵素のそれぞれが協同因子を要求する、と考えなければなりません。

ヘモグロビン合成代謝の第1段階で、グリシンはデルタアミノレブリン酸になります。この酵素の協同因子は、ビタミンB_6です。

この代謝の第2段階では、デルタアミノレブリン酸がポリホビリノーゲンになります。そして、この酵素の協同因子は、ビタミンCと銅です。

以下、こんな具合に6段階の代謝が後にきます。目的の物質ヘモグロビンができるまでに、ややこしいプロセスが続くのです。こういうことは、決してヘモグロビンだけではありません。その例は、コラーゲン合成の場合にも、副腎皮質ホルモン合成の場合にもみられたことです。

そこで考えなければならないことは、何段階かの代謝が、途中でストップしたらどうなるかという問題です。

造血代謝の場合でいえば、ビタミンCが不足したら、せっかくできたデルタアミノレブリン酸がポリホビリノーゲンになることができないために、余ってくるはずです。このような中間生成物の余剰は、ありがたくないのが普通です。

デルタアミノレブリン酸の余ったものは、血流にのって脳へ行きます。これは、凶暴性を引き起こすことが知られています。それはまた、一方において造血のミスとなり、貧血を引き起こすでしょう。

このようなことを考慮に入れた上で、次のリストをお読みください。

造血ビタミン

B_6・B_{12}・C・パントテン酸・葉酸

造血ミネラル

鉄・銅

次に、血圧を取り上げることにしましょう。

血圧は、動脈の弾力や腎機能などを反映する性質のものです。生体の「ホメオスタシス」

（恒常性）という言葉がありますが、これには、体温とか血糖値とか血圧とかいうようなものの数値を、一定の幅におさえる働きがあります。これらの数値はセンサーによって感知され、フィードバック的にコントロールされているわけです。

昇圧物質として有名なのは、「アンギオテンシン」です。これの前駆物質アンギオテンシノーゲンは、肝臓で作られて血中にあります。腎臓がその濾過作用を行うためには、血液がある圧力をもつことを必要とするわけですが、その血圧が不十分と分かると、腎臓は「レニン」という酵素を作ります。この酵素は、アンギオテンシノーゲンをアンギオテンシンに変えるので、血圧は上昇することになるのです。この結果として、人間が騒ぎ出すかどうかなど、腎臓の知ったことではありません。腎臓は、与えられた役割を忠実に果たそうとしただけのことですから。

この事情を考えると、血圧の問題は、腎臓の問題と深く関わっていることが分かります。つまり、ここに挙げたリストに着目し、それを実行に移しただけで、血圧が平常化する確率は大きいのです。私は、その実例を知っています。ただ、低タンパク食で血圧の正常化を望むのは不合理だということを、ここに強調しなくてはなりません。

血圧ビタミン

E・C・B_1・B_2・B_{12}・ニコチン酸・ユビキノン・パントテン酸・葉酸

血圧ミネラル

カルシウム・マグネシウム・ヨード・亜鉛

高血圧に悩む人は、降圧剤に手を出す前にこのリストを見ていただく一方、次のことを頭においていただきたいと思います。

ご存じの方が多いでしょうが、降圧剤にはいろいろあって、医師がはじめに選ぶものは「利尿剤」というのが、普通です。腎機能を促進して血圧を下げるという発想にものいいをつけるのは失礼かもしれませんが、降圧剤の連用は好ましいものではありません。それについては本シリーズ⑤『成人病は予防できる』に詳しく書いておきましたが、要するに副作用が問題になるのです。

そこで、栄養素によって利尿効果を上げることが考えられないものか、という問題にぶつかります。分子栄養学にまつまでもなく、このようなことは理論的にいえば常に可能なわけです。

尿の材料は、「糸球体」の作る「原尿」です。これには身体で必要な成分が含まれているので、それを「尿細管」の働きで選別し、不要物を、大部分の水と一緒に膀胱に送る仕組みになっています。このとき、水の再吸収を促進するホルモン「バソプレッシン」（抗利尿ホルモン）が、脳下垂体後葉から分泌されて、腎臓に流れてきます。

このバソプレッシンに働きかけるビタミン・ミネラルが、利尿ビタミン・ミネラルということになるでしょう。同時に、腎臓に働きかけてその機能を促進するビタミン・ミネラルにも、その資格が与えられてよいでしょう。

ビタミンC・セレン・カリウム・紅茶のフラボノイドに、利尿作用のあることが知られています。人工透析患者の無尿が、セレンによって改善された例もあります。

フラボノイドは2000種もあって、それぞれに特有な作用がありますから、すべてのフラボノイドに利尿効果があるなどと考えることは、間違いのもとです。

ナトリウムもカリウムもアルカリ金属ですが、いろいろな点で正反対の性質を表します。前者は体内に水を保ち、後者は体内の水を追い出す傾向があります。カリウムでやせることはできますが、それは危険です。

利尿ビタミン

C

利尿ミネラル

セレン・カリウム

その他

紅茶フラボノイド

血液については、まだいろいろ問題があります。それは、凝血の問題です。皮膚が破れて、傷口から出血するのを経験したことのない人は、まずいないでしょう。そのとき血液がかたまって、傷口をふさぎ、出血が止まることも経験ずみのはずです。これが、凝血と呼ばれる現象です。凝血は、生体防御の一つの姿といえます。

凝血の起きるメカニズムをみると、主役は「血小板」であって、赤血球や白血球ではありません。凝血の現象では、血小板凝集が起きるのです。そのとき、血小板の表面にはビタミンKが付着しています。

凝血のプロセスは、なかなか複雑です。凝血の結果として現れるかさぶたの主成分は、フィブリンという繊維状タンパクです。そしてフィブリンは、フィブリノーゲンという前駆物質の変化したもので、その変化を誘導する物質をトロンビンといいます。

もし、このトロンビンがいつも血中にあったら大変です。凝血が起きてしまうからです。それでいて、トロンビンはいざというときすぐに現れてもらわないと困ります。そのためにトロンビンの前駆物質プロトロンビンが、常時血中に用意されています。緊急事態になったら、プロトロンビンは、たちまちトロンビンになって血小板を呼び集めると同時に、フィブリノーゲンをフィブリンに変えます。そして、血液をかたまらせるのです。

このプロトロンビンがトロンビンに変化するとき、カルシウムイオンの助けがいります。血液が酸性だと、カルシウムイオン濃度が低いので、出血が止まりにくくなります。

このトロンビンの働きを助長する物質として、トロンボキサンA_2があります。そして、この働きを抑制する物質として、プロスタサイクリンがあります。ビタミンEや女性ホルモンには、プロスタサイクリンの合成を促進する作用があります。

なお、トロンボキサンA_2も、プロスタサイクリンも、局所ホルモンという名前を与えられているプロスタグランディンの仲間の物質です。そして、どちらもアラキドン酸系なのです。だから、この不可欠脂肪酸が不足していると、両者によるコントロールは、スムーズにいかないことになります。

アラキドン酸は、細胞膜のリン脂質に含まれているものですが、ステロイド剤はこのアラキドン酸の遊離をブロックします。またアスピリンは、アラキドン酸からプロスタグランディンになる代謝をブロックします。

プロスタサイクリンを作るのは、血管の内皮細胞です。そして、トロンボキサンA_2を作るのは血小板です。だから、内皮細胞が傷害を受けると、トロンボキサンA_2が優勢になるので、血小板凝集が起きやすく、梗塞の危険が生じるケースがあります。こういうとき、アスピリンを服用してその危険をまぬがれることがあります。

女性や、ビタミンEを十分摂っている人に、脳や心筋の梗塞が起きにくいのは、血小板凝集が激しく起こるのがおさえられているためだ、と説明されています。

このあたりの事情はこんがらがっていますが、凝血そのものを取り上げる限り、リストは簡単になります。

K　凝血ビタミン

凝血ミネラル

カルシウム

血液の通路となる血管の太さは、血液循環に関係するので、大切な要素となっています。したがって血管は、自律神経によってその太さがコントロールされているのです。

ここに介入して血管を太くする物質は、いくつもあります。医師が使うのは、いわゆる血管拡張剤です。しかし私たちが使うのは、薬とは違う物質です。

ニコチン酸を大量に飲むと、顔がまっ赤になって、身体中がほてってきます。これは末梢血管が拡張して、血行がよくなるためにほかなりません。ニコチン酸が養毛剤に添加されるのも、この目的のためです。

イチョウの緑葉には、特有なフラボノイドが含まれていますが、この色素にも、血管拡張作用があります。ドイツやフランスでは、この「ギンコーフラボノイド」が、ボケ防止に役立つとして、広く使われています。

血管拡張ビタミン

ニコチン酸

植物由来血管拡張物質

ギンコーフラボノイド

私たちが必要とするビタミンやミネラルは、原則として植物性食品に含まれています。植物は、私たちの身体を維持する栄養物質の宝庫で、いわゆる五大栄養素以外にも、数千種にのぼる有用な物質をもっています。これを一括して「第六の栄養素」とすることが許されるでしょう。フラボノイドは、その一つです。

フラボノイドは、黄色の色素で水酸基をもっています。水酸基の数が多いほど、黄色が深くなります。その種類はきわめて多く、２０００を超えると言われるほどです。

血液関係の項目がまとまったところで、今度は、筋肉を取り上げましょう。

ウサギに、ビタミンＥ欠乏食を与えると「筋ジストロフィー」が発症します。この病気は、３週間以内にウサギの命を奪います。ジストロフィーとは、栄養障害の意味の言葉です。ビタミンＥ欠乏食を与えたウサギにセレンを補給すると、不思議なことに筋ジストロフィーは起きません。ウサギは、ぴんぴんしているのです。

ところで、牛という動物は、生まれつき筋ジストロフィーの症状をもった子を産むことがあります。これにビタミンＥを与えてみても、ほとんど効果がありません。そこにセレンを与えると、いくらかよくなります。先天的な病気はＤＮＡの欠陥によるものですから、簡単に治るものではないことが、この実験でよく分かります。

筋ジストロフィーの予防には、ビタミンＥとセレンとの併用が必要だということが、動物実験では知られています。

筋肉というものがエネルギーの消費者であることは、誰にでも想像のつくことです。そのエネルギーが、ATPによって供給されることはすでに述べました。そういうわけで、筋肉はATPを蓄えていますが、その量は、筋肉の働きを0・5秒ほど支える程度のものです。

そのために筋肉は、クレアチンリン酸という物質を用意しています。これは、一瞬のうちに大量のATPを放出してくれるのです。

ビタミンEが不足だと、クレアチンリン酸はクレアチニンというものになって、尿に出てしまいます。そうすると筋肉は、エネルギー不足のために無力となってしまうのです。

筋肉の微細構造をみると、まず、アクチンとミオシンという2種のタンパク質のフィラメントが交互に規則正しく並んでいて、筋肉が収縮するときには、両者が互いにすべり込むのです。

フィラメントが集まって筋原繊維となり、筋原繊維が集まって筋繊維となります。そして、1本1本のフィラメントはレシチンでカバーされています。これは、すべりをよくするためと、酸化防止のためと、二つの目的にかなうものと考えてよいでしょう。

運動神経が筋肉収縮の指令を送ると、小胞体が、カルシウムイオンとATPとを放出します。この指令を伝えるなかだちをイノシトールというビタミンがしています。カルシウムイオンは、マグネシウムイオンの媒介によってアクチンと結合します。一方、ATPは、ミオシンの末端にある酵素の媒介によって分解し、収縮のためのエネルギーを放出します。

筋肉の微細構造

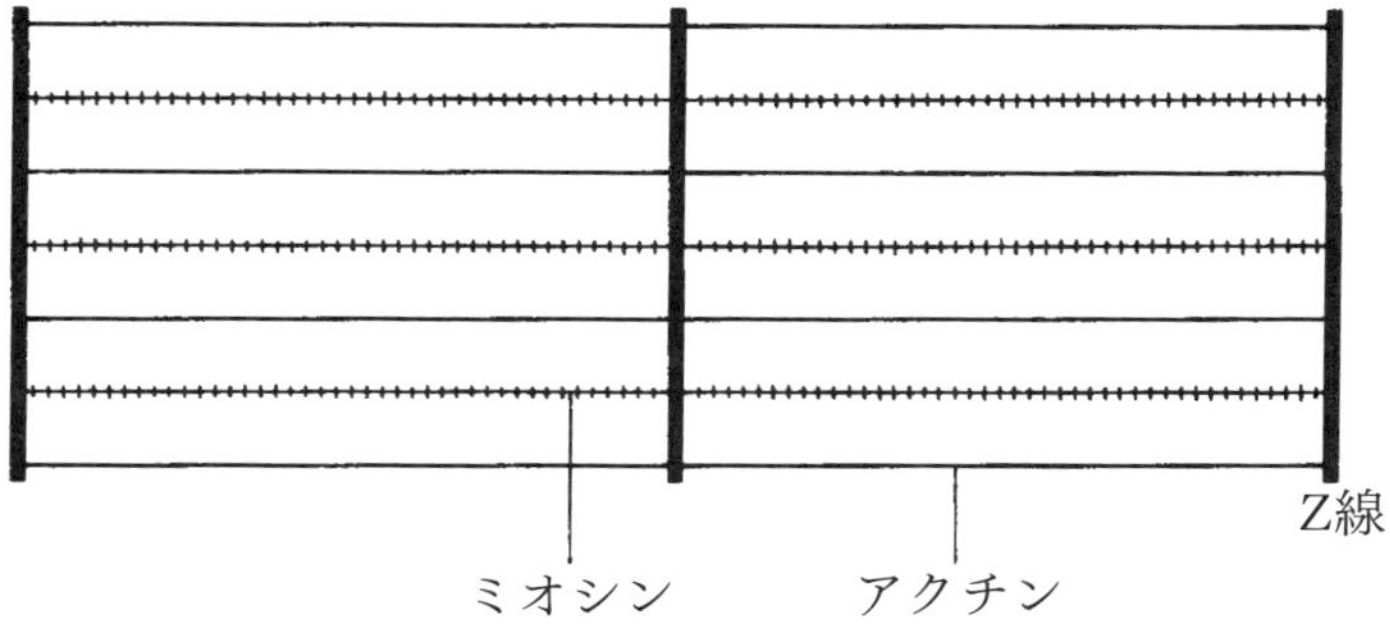

私は今、鉛筆を動かすために5本の指を微妙にあやつっていますが、指の関節に付いたいくつかの筋肉の中では、適当なタイミングで、このような複雑なプロセスが行われているわけです。

筋小胞体の中には、ATPの用意がなければならないわけですが、ATPを小胞体に押し込むのも、マグネシウムイオンの役目とされています。筋肉では、ミネラルが重要な任務についているわけです。

骨格筋の両端は、「腱」という名の特別な組織になっています。この組織の正常化のためにはビタミンPと呼ばれたフラボノイドの仲間がなくてはなりません。アメリカのフットボールの選手たちは、捻挫を防ぐためにビタミンPを摂る習慣をもっているそうです。

筋肉ビタミン

E・P・コリン・イノシトール

筋肉ミネラル

カルシウム・マグネシウム・セレン

ここに挙げたようなビタミン・ミネラルに不足はなくても、筋肉の基本的な部分、つまりフィラメントの材料であるタンパク質が不足してはいけません。マッサージ師の経験をまつまでもなく、低タンパク食の人の筋肉は、弾力にとぼしく、硬く、良好な状態を保つことはできません。

なお、アクチン・ミオシンのフィラメントの数は、筋肉を使わないと減って、筋肉に大きな負荷をかけると増えます。

人体の組織を大きく分けると、上皮組織・結合組織・筋肉組織・神経組織の四つになります。上皮組織とは、体表をはじめとして、消化管とか肺胞とか、腔に面した器官の表面をカバーする組織のことです。

体表をおおっている上皮組織、つまり皮膚を問題にするときには、分化についても、上皮組織の奥にある結合組織についても、考える必要があります。毛や爪は上皮細胞の分化したものですが、セレンによって伸びが促進されるところをみると、このミネラルが、上皮組織にとって重要な役割をもつことが推察されます。セレンを積極的に摂ると垢がよく出ますが、これも一つのヒントになるでしょう。垢は皮膚表面をおおう角質層がはがれたものですから。

足の指に、魚の目のできることがあります。これは上皮組織の異常増殖の結果で、中心に芽があって、押されると痛むので、嫌なものです。

魚の目は、過度の圧迫の刺激が引き金となって、分化の異常を起こしたものですから、分化ビタミンの不足というようなことに原因を求めるのが、常道というものでしょう。

魚の目が、ビタミンAで摂れなかったら、それを服用しつつスピール膏を使います。

皮膚をひっかくとミミズばれになる人がいますが、これを「浮腫性湿疹」といいます。この症状は、ビタミンB_6の欠乏があるときに現れるのが普通です。

亜鉛が不足すると、皮膚が荒れ、毛が抜け、爪が割れやすくなります。また、傷口がふさがりにくくなります。鉄やビタミンAが不足すると、爪が変形します。

これらを総合すると、皮膚の場合のリストができあがります。

皮膚ビタミン

A・B_6・C

皮膚ミネラル

セレン・鉄・亜鉛

競馬の馬にはセレンを与えますが、これが過剰になると爪が抜けてしまいます。ミネラルは、どれもが必要不可欠なものですが、過剰は禁物です。私たち人間の場合、セレンの必要量は、体重1キログラムあたり3マイクログラムぐらいでしょう。

上皮組織には、乾燥状態を原則とするものと、ぬれた状態を原則とするものとがあります。ぬれた状態の上皮組織は、「粘膜」と呼ばれます。粘膜は、気管・消化管・分泌腺などの内壁にあります。

ビタミンAは分化ビタミンですから、これが不足すると、分化不全のために粘膜が角質化してかわいてしまいます。このとき、上皮細胞は死んだのです。

分泌腺といえば、皮脂腺や涙腺などがそうですが、これが角質化すると、死細胞で穴がつまってしまいます。この状態の粘膜は、細菌にやられやすくなるのが問題です。

粘膜をぬらしている物質は「粘質多糖体」と呼ばれるもので、その主なものは、「コンドロイチン硫酸」です。一般に、「多糖体」の合成にはビタミンAがなくてはなりません。だから、ビタミンAが不足すると、分化が起きないだけではなく、粘液もできないことになるわけです。

イラン北部や中国湖南省は、「食道ガン」の多発地帯として知られています。疫学調査によれば、これらの地方の住民の多くに食道炎がみられます。この事実と食生活の中でのビタミンB_2とが、関係付けられました。結論として、食道粘膜の正常化のためにビタミンB_2が必要なことが指摘されています。

以上の事実を総合して、粘膜の場合のリストを作ってみました。

粘膜ビタミン

A・B_2・ニコチン酸

粘膜ミネラル

鉄・亜鉛

上皮組織・結合組織・筋肉組織などは、全身的にみられるものといえましょう。このような、組織と呼ばれるものでなくて全身的な関わりをもつものが、いくつかあります。それは、例えば、体液の「ペーハー値」です。これは、ひらたく言えば血液のアルカリ度といったところです。

凝血のところに、血液が酸性化すると出血が止まりにくいという意味のことを書きましたが、これを数字で表すとき、ペーハー値を使うのです。

ペーハー値は、中性のとき7・0となります。そして、酸性ならば7・0より小さく、アルカリ性ならば7・0より大きくなります。だから、これをアルカリ度といってよいことになるのです。

先にホメオスタシス（恒常性）という言葉が出ましたが、人体のホメオスタシスは、体液のペーハー値を7・40近くに保つように働きます。だからこれは、アルカリ性とはいえ、その程度はごく小さく、微アルカリ性というのがあたっています。それがもし7・30より低くなれば、血液は酸性とされるのです。でも、これは7・0より大きいのですから、本当はりっぱなアルカリ性なのです。ペーハー値が7・30まで下がれば危篤状態になるでしょう。

一般に酵素は細胞内で働きますが、そのとき環境のペーハー値がいくらかということで、酵素活性が違ってきます。その「至適ペーハー」は、組織によって差があります。この細胞内液のペーハー値を、至適の数値にするような体液のペーハー値が理想とされるわけです。このコントロールは、呼吸数や、腎臓で作られる尿のペーハー値などによって操作されています。

体液のペーハー値は、主にカルシウムイオンとリン酸イオンとに支配されます。前者はペーハー値を上げ、後者はペーハー値を下げる役目をします。体液のペーハー値が低すぎると、「副甲状腺ホルモン」が分液され、それが手や足の長骨の骨端を溶かしてカルシウムイオンを作ります。食品からのカルシウムの吸収をすすめるホルモンを作るのにビタミンDが必要です。

そこで、ペーハー調節に関わるビタミン・ミネラルを挙げると、次のようになります。

ペーハー調節ビタミン

D

ペーハー調節ミネラル

カルシウム

酸性食品・アルカリ性食品という言葉がありますが、前者にあたるものはリン酸を含む食品、後者にあたるものはカルシウムを含む食品とするのが合理的です。血液は酸性化する傾向がありますから、結局、リン酸食品を控えてカルシウム食品を摂るとか、または、リン酸食品を摂るならカルシウム食品をよけいに摂るとかいう注意が必要になります。このリストは、そのような点に着目したものになっています。

血液の性質について問題になるのは、ペーハー値ばかりではありません。血糖値も大問題です。むろん、これもホメオスタシス的にコントロールされています。ということは、フィードバック的にコントロールされているということですから、フィードバックビタミン・ミネラルを重視することが先決条件になります。

この当然のことを忘れてならないのはもちろんとして、ここでは特に、血糖値に関するものを取り上げたいと思います。アメリカを訪ねたとき、ある友人が、私の糖尿病を知って、レシチンをくれました。アメリカではレシチンが糖尿病によいと言われているのだから、だまされたと思って使ってくれということで、大きなカプセルの入った瓶をいくつも渡されたのです。

私は、すでに自分の考えでいろいろなものを使っていたので、レシチンを加えてもなんということもなくすぎました。しかし、このアメリカでの常識に、何か根拠があるのかもしれないと思っています。

文献的な知識によれば、アメリカでは、むしろ三価クロムが糖尿病患者に選択されているようです。このミネラルが、ニコチン酸・グルタミン酸・システイン・グリシンと結合して、「耐糖因子」というものになっています。これを一日に50マイクログラム摂取して、インシュリン注射の必要がなくなった人もいるし、注射量を減らすことのできた人もいる、とものの本には書いてあるのです。

私の注射量がここ数年28単位と一定しているのは、この耐糖因子のおかげかもしれないと思っています。文献によれば、誰でも50歳をすぎるころから糖代謝が低下するのだから、耐糖因子を積極的に摂るべきだというふうになっています。

血糖値とビタミンとの関係については、いろいろなことが分かっています。例えば、糖尿病患者の血中ビタミンE濃度が、健常者と比べて低いという事実があります。このあたりの関係について、イタリアの一医師の報告がありますので、それを紹介しておきましょう。

彼が、インシュリンの注射を習慣にしている患者に、一日量300ミリグラムのビタミンEを投与したところ、50パーセントの人は注射の必要がなくなったとのことです。そして、30パーセントの人は注射量を減らすことができたというのです。残りの20パーセントは好転をみなかったが、この人たちの膵臓には、不可逆的な病変ができていたというのです。

ビタミンCについては、モルモットを使った動物実験もあります。モルモットにビタミンC欠乏食を与えると、糖尿病が起きます。それにビタミンCを投与すると、これが治ります。解剖してみると、ビタミンC欠乏の状態のとき、インシュリンを分泌する膵島（ランゲルハンス島）に変性がみられます。

なお、血糖値の上昇は、食後に著しいものです。これは、消化によって食物から作られたブドウ糖が、急速に腸管から吸収されることによります。糖尿病患者の場合、このような血糖値の大幅の上昇は避ける方がよいのですが、それには、ブドウ糖の吸収をスローダウンさせればよいわけです。この目的には「食物繊維」（ダイエットファイバー）もよし、ビタミンCもよしとされています。

ここで大きく目を転じて、四大組織の一つ、神経組織を取り上げることにしましょう。神経系は、全身に分布する電気通信網といえましょう。その単位は「ニューロン」（神経細胞）です。ニューロンとニューロンとは「シナプス」という名の接点でつながっています。ニューロンは「軸索」という名の紐のような長いものを出して、その末端にある「終末ボタン」で、別のニューロンとの間にシナプスを作っているのです。

電気信号が軸索を伝わって終末ボタンにやってくると、そこから「神経伝達物質」が放出されます。その分子がシナプスのギャップを飛びこえて第二のニューロンへ行き、そこで神経伝達物質は、分解して電気エネルギーを作り、それが電気信号となって軸索から送り出されるというメカニズムです。

この仕組みを考えると、神経の要求する栄養物質として補給されなければならないものが、軸索を含むニューロン自体に関わるものと、伝達物質に関わるものと、二通りあることが分かります。

もっとも、神経系はニューロンだけでできているわけではなく、「グリア細胞」を含んでいます。グリア細胞は、ニューロンに巻き付いてこれを守る一方、栄養物質の補給を担当しています。グリア細胞のよく発達した脳は、よく働くのかもしれません。アインシュタインの脳のグリア細胞の数は、普通の人の場合の2倍近くもあったということですから。

グリア細胞の主成分は、レシチンなどのリン脂質です。これの要求する栄養素についても、考慮する必要があります。

神経伝達物質のための栄養となると、これは大変です。というのは、その種類が数十種に

シナプスの構造

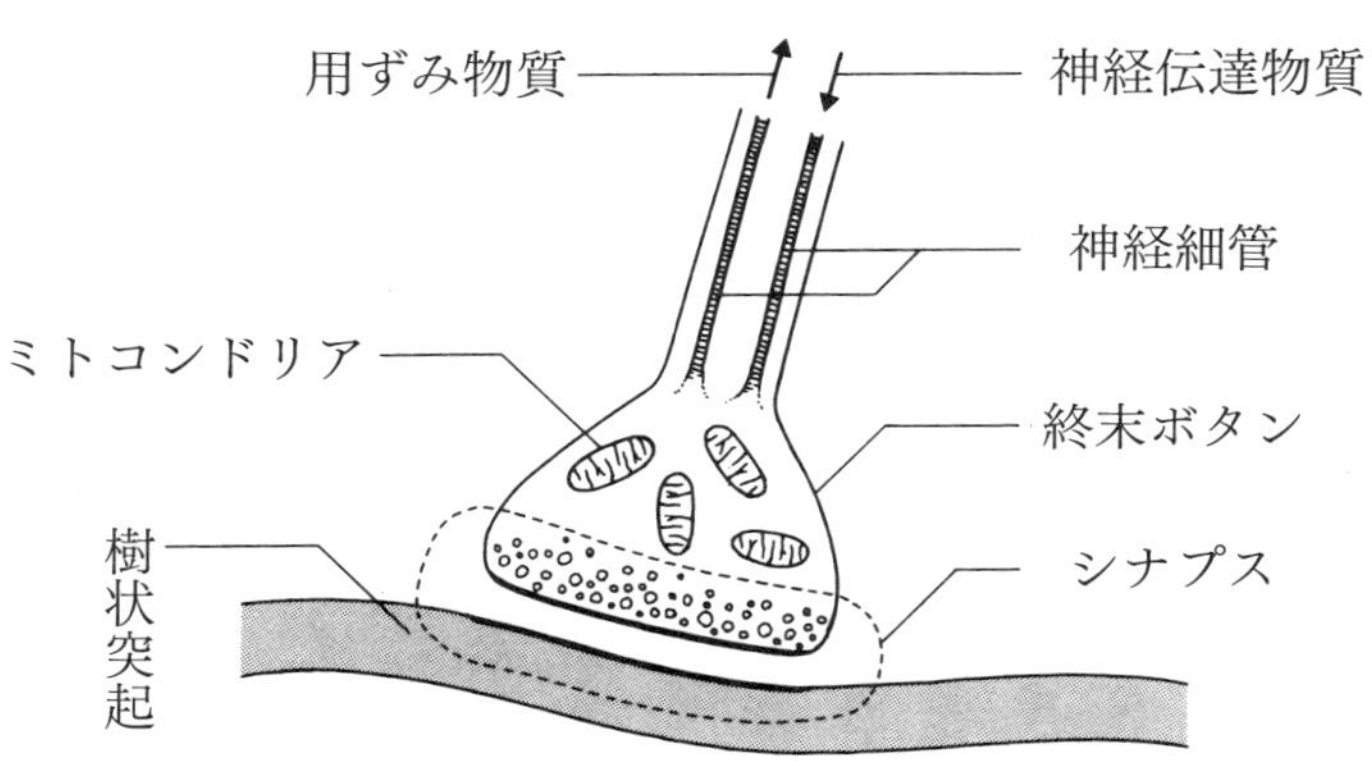

およぶということもあり、全貌がつかみきれていないという事情もあるからです。

知覚神経や運動神経の伝達物質がアセチルコリンであること、抑制的に働く伝達物質の主要なものが「ギャバ」（本シリーズ③『老化と活性酸素』参照）であることなどは、よく知られています。ギャバが不足すると、集中力の低下が起こります。

それでも、神経伝達物質の分類は可能です。それは、次の三つになります。

アミン系神経伝達物質

アセチルコリン・アドレナリン・ノルアドレナリン・ドーパミン・セロトニン・ヒスタミン・ビタミンB_1

アミノ酸系神経伝達物質

ギャバ（ガンマアミノ酪酸）・グルタミン酸・アスパラギン酸・グリシン・タウリン

ペプチド系神経伝達物質

エンケファリン・P物質・ニューロテンシン・ボンベシン・モチリン・セクレチン・エンドルフィン・キョートルフィン・TRH（甲状腺刺激ホルモン放出ホルモン）
ここには、目にも耳にもなじみのない言葉がたくさん並んでいる、という印象を受ける方が少なくないのではないでしょうか。しかし、テレビや新聞に出てくる言葉の中に、これらは顔を出しているのです。そしてその頻度は、日一日と高くなると思います。
私は見なかったのですが、以前NHKテレビで、カテコールアミンの実験が放映されたとのことでした。それを知りながら私は、ここのリストにカテコールアミンを加えませんでした。専門に深入りしないのが、この本の建て前だからです。

それにしても、そのテレビを見た人の中に、ここのリストにそれが抜けているのはなぜかと問題にする人がないではないと思います。そこで一言しておきますが、カテコールアミンは、その名から想像できるようにアミンの仲間です。したがって、このリストに入るとすれば、アミン系神経伝達物質に入ります。

化学では、カテコール核という原子団を考えますが、これを含むアミンがカテコールアミンなのです。そしてそれは、具体的にはこのリストの中の、アドレナリン・ノルアドレナリン・ドーパミンの三つがそれにあたります。この三つは働きが違うのですが、テレビではそれを一緒にして、カテコールアミンとして扱ったということです。

健康について、科学的に、つまり合理的に考えることができるようになれば、多くの人がその方向になびくことになるでしょう。そのときは、的確な表現が必要になるので、いやでもおうでも学術用語のお世話になることになります。

ここに私があまり遠慮をせずにぽんぽん用語を出していくのは、一つは時代の先どりの精神によることで、決して読者の皆さんを悩ませるつもりなどありません。テレビを見ても分からない、本を読んでも分からないような科学は、私たち市民のものではないのです。また一方、学術用語におびえるような人は、現代人とはいえないのです。

ところで、ここに挙げた神経伝達物質のうち、アミン系を除いた二つは、タンパク質と深く関わっています。ということは、神経系の働きが、タンパク質の供給が十分であるかないかによって、大きく左右されることを意味しているのです。

神経系の働きとビタミンとの関係については、およそ次のようなことが知られています。

ビタミンB_1が不足すると
食欲不振になる。おこりっぽくなる。記憶力が減退する。音に過敏になる。

ビタミンB_2が不足すると
うつ状態になる。

ビタミンB_6が不足すると
集中力が低下する。暴力を含む異常行動が現れる。

ビタミンB_{12}が不足すると
集中力が低下する。記憶力が減退する。知覚障害が起きる。手足がしびれる。

ニコチン酸が不足すると
いらだちや不安感が起きる。おこりっぽくなる。不眠になる。

パントテン酸が不足すると
知能が低下する。

ビタミンCが不足すると

知能が低下する。

ビタミンHが不足すると

うつ状態になる。幻覚が現れる。

ビタミンB_1がエネルギービタミンの一つだということは、もうご存じのはずです。だから、これが欠乏すれば、脳のエネルギー不足が起きるでしょう。ビタミンB_2やニコチン酸についても、同じことが考えられます。ビタミンB_1は、それ自身が神経伝達物質でもありますから、これの欠乏は影響が大きいはずです。

ビタミンB_6は、アミノ酸の一種グルタミン酸からギャバができるときの協同因子になっていることを付け加えておきます。ビタミンB_{12}は、軸索をカバーする絶縁体「ミエリン」の形成に関わることが知られています。

以上をまとめてみると、神経ビタミン・神経ミネラルのリストができます。

神経ビタミン

B_1・B_2・B_6・B_{12}・C・H・ニコチン酸・パントテン酸・コリン

神経ミネラル

カルシウム・ナトリウム・マグネシウム

カルシウムイオンは、シナプスギャップに神経伝達物質を放出する仕事を受けもっています。またナトリウムイオンは、活動電流の発生を受けもっています。

ルイス・ハーレル・キャップさんは、知的障害の子どもに対して、以上のビタミン・ミネラルのほか、ビタミンA・ビタミンE・葉酸・銅・亜鉛・マンガン・鉄・ヨードなども使っています。全細胞ビタミンの考え方を取り入れれば、これは当然かもしれませんが、おおいに参考になることとみてよいでしょう。

なお、ルイス・ハーレル・キャップさんは、アメリカアリゾナ州のセントドミニオン大学の女医さんで、彼女が東京にみえたときも、私がアリゾナを訪ねたときも、ビタミンについて話し合っています。ツーソンでの講演会のとき、彼女は、ビタミンの投与量が少ないとまったく効果がないのに、大量にすると、突然びっくりするほどの効果が現れるのはなぜか、と私に質問しました。私が確率的親和力でこの現象を説明すると、彼女は、こんな明快な話は聞いたことがないといって、非常に喜んでくれました。

彼女の研究は、母堂につぐ二代目ですが、その対象は、ダウン症を含む知的障害の子どもです。だから、問題の中心は知能にあります。そこで、今度は知能を取り上げていくのですが、知能というものが脳の働きであり、脳が神経系に属することを考えると、神経ビタミン・ミネラルが、そっくり神経のそれと一致してよいのではないかという気がしてきます。私との話からすると、キャップ女史は、細かいことを考えてはいません。要するに、市販の総合ビタミン剤をそのまま利用しているのです。私からみると、ビタミンを大量に摂る目的で総合ビタミン剤を増量したら、ミネラルの過剰が起きる場合があると思うのですが、それについてのディスカッションは、ほとんどしませんでした。
それにしても知能を扱う場合、彼女の経験は参考にしなければならないでしょう。

知能ビタミン

E・C・B_1・B_2・B_6・B_{12}・ニコチン酸・葉酸・パントテン酸

知能ミネラル

カルシウム・ヨード・亜鉛・銅

くどいようですが、知能のために高タンパク食が必要だということを、再確認したいと思います。必須アミノ酸10種のうちのチロシンだけが、脳において必須だということを付け加えておきます。これは、例のカテコールアミンの材料なのです。

神経の働きの中には、知能もあり感覚もあります。感覚器はいろいろあるので、感覚ビタミン・感覚ミネラルを一つにしぼることはできません。まず、視覚をとってみましょう。

視覚とは、目の感覚であり、光の感覚です。だからそこには、光に感じる物質がなければなりません。それは「視紅」と呼ばれる赤い色素で、「ロドプシン」ともいいます。ロドプシンは、ビタミンAと結合したタンパク質です。

光がくると、ロドプシンはビタミンAを遊離して赤い色を失います。この代謝の協同因子は、亜鉛です。このものはまた、ビタミンAと結合して感光色素に戻ることになります。だから、ビタミンAが欠乏すると、ロドプシンが十分に作れないので「夜盲症」になります。

これは、「鳥目」と言われるものです。

眼球につまっているものを「硝子体」といいます。それは、前にも紹介したことのあるヒアルロン酸とコラーゲンとから形成されているものです。ヒアルロン酸の合成にはビタミンAが、そしてコラーゲンの合成にはビタミンCが関わっているので、これらのビタミンが不足だと、硝子体の透明度が低下することになります。

またクロムの不足で、角膜異常が起こりやすくなります。

このようなことを考えると、次のようになります。

視覚ビタミン

A・C・コリン

視覚ミネラル

亜鉛・クロム

感覚器官、つまり、環境センサーとして目の次にくるのは、耳でしょう。目も耳も、情報伝達にはアセチルコリンを使う点で違いはありません。

耳から聴覚中枢へいくニューロンが、音波の情報を伝えるとき、軸索の外から内へナトリウムイオンが流入し、内から外へカリウムイオンが流出します。こういうことだと、この流れが役目を終えたら、すぐにまたナトリウムイオンを軸索の外に追い出さなければ、次の情報伝達ができなくなるはずです。そこで、「ナトリウムポンプ」と呼ばれる装置が働いて、ナトリウムイオンをいちはやく外に追い出す仕組みが用意されています。

このナトリウムポンプを駆動するものは、甲状腺ホルモンの「トリヨードチロニン」のようです。このホルモンの分子には、三原子のヨードが入っています。だからこそ、三を意味するtriが名前に付いているのです。血管造影剤に、三原子のヨードを含むものがありますが、これでもナトリウムポンプは、動きます。

「突発性難聴」という、急に耳が聞こえなくなる病気がありますが、これが血管造影剤の静脈注射で治ったことから、ここに書いた事情が分かったのです。

聴覚についてのリストの中にヨードを加えた根拠は、ここにあります。

聴覚ビタミン

A・B_1・コリン

聴覚ミネラル

ヨード・亜鉛

中高年者にとっての聴覚上の問題は、いわゆる「老人性難聴」でしょう。歳をとると耳が遠くなるという、あれです。

耳から聴覚中枢へいく神経束を調べてみると、周辺部が高音を担当し、中心部が低音を担当していることが分かります。難聴が高音部から始まるところをみると、神経束は、外側からだめになっていくことが分かります。私はこれを、神経束が外側から活性酸素に攻撃を受けた結果だろうと推測しています。

このように考えると、中高年者の聴覚防衛策としては、前記のビタミン・ミネラルのほかに、活性酸素対策が必要だという結論になります。これについては、本書の後の方を読んでいただく必要があります。

感覚として食生活に関わるのは、味覚です。味覚をつかさどる器官は、「味蕾」です。熱病にかかったり急性肺炎にやられたりすると、味が分からなくなります。この現象は、ビタミンAの大量消費によると説明されているようです。そういうことが、味覚ビタミンを考える手がかりになります。

味覚ビタミン

A・コリン

味覚ミネラル

亜鉛

歳をとると細胞数が減ることは、ご存じのはずですが、味蕾の数は、70歳で半分になると言われています。そのために、老人は、塩分も甘味もよほど強くないと感じない傾向があります。塩分を減らすつもりでいて、実はうんと塩の効いたものを食べていることがよくあるようです。

なお、亜鉛は味蕾に含まれています。亜鉛が欠乏すると、味蕾が変形して働きを失います。

歳をとって味覚が低下する原因の一つとして、食生活の中で、亜鉛の欠乏が度重なったというような事情が、ないとはいえますまい。

急性肝炎にかかると、においも分からなくなります。嗅覚が低下したのです。その原因は、味覚の場合と同様、ビタミンAの大量消費にあるとされています。

嗅覚ビタミン

Ａ・コリン

嗅覚ミネラル

亜鉛

次に、性ホルモンを扱うことにします。「ステロイド」という言葉がありますが、普通これは、ステロイドホルモン剤を意味します。そしてステロイドホルモンとは、コレステロールから誘導されるホルモンの総称で、男性ホルモン・女性ホルモン・副腎皮質ホルモンがその中に含まれます。ステロイドとは、コレステロールの仲間のことです。oid という接尾語には、同類の意味があります。カロチノイド・フラボノイドなどが、その例です。

私たちの身体が作るステロイドホルモンは、コレステロールを変化させたものですが、薬として使われるステロイド剤は、ヤマイモなどのサポニンを原料として合成されます。むろん、植物がステロイドホルモンを作ることはありません。

性ホルモンが作られるプロセス

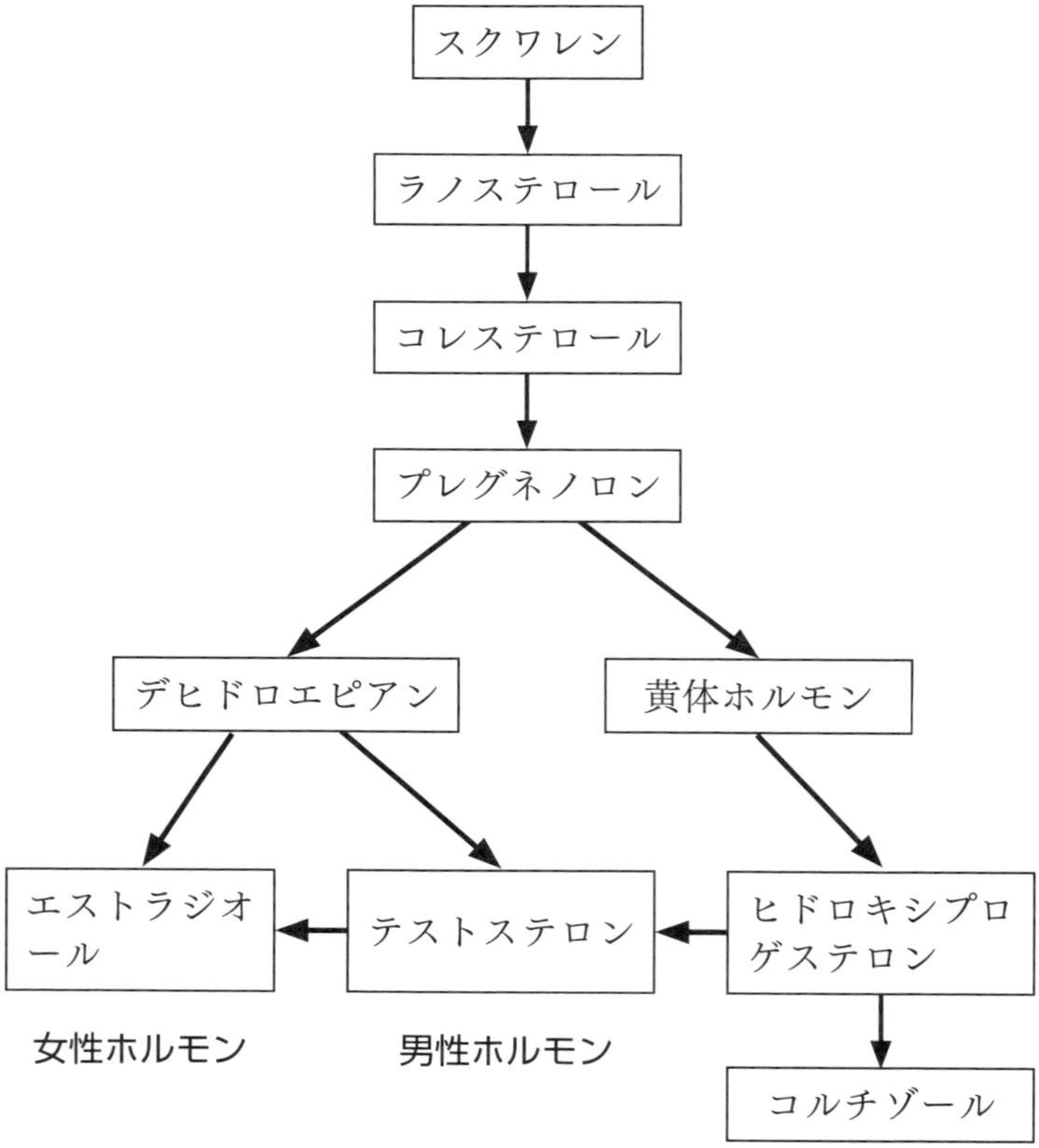

体内で、コレステロールから「性ホルモン」が作られるプロセスは、154ページの図に示した通りです。コレステロールから作られたプレグネノロンが、二つのルートに分かれ、しかもそれが複雑に絡み合っているところは、おもしろいではありませんか。黄体ホルモンから男性ホルモンができたり、男性ホルモンから女性ホルモンができたりするところをみると、両ホルモンの量的バランスが微妙だということが、理解できるような気がしてきます。

ところで、プレグネノロンから黄体ホルモンが作られる代謝には、ビタミンEが関わっています。だからビタミンEが不足すると、男性ホルモンも女性ホルモンも十分ではなくなるはずです。この場合の対策かどうか分かりませんが、男性ホルモンにも女性ホルモンにも、黄体ホルモンを経由しないルートが用意されています。このあたりにも、なかなか味があるといえましょう。

当然のことですが、性ホルモンは「性腺」から分泌されます。そして性腺は、脳下垂体から送られてくる「性腺刺激ホルモン」の指令によって働きます。さらにまた、脳下垂体は、視床下部から送られてくる「性腺刺激ホルモン放出ホルモン」の指令によって働くのです。つまり、フィードバックの機能を発揮するのは、「視床下部」と呼ばれる脳の部分ということになります。人体の仕組みは、決してストレートな短絡的なものではないのです。

性ホルモン関係のビタミン・ミネラルには、両性に共通なものが多いのですが、共通とはいえないものが、いくつかあります。

アメリカでは、レシチンを強精剤と考える人がいます。大豆レシチンは、「コリンリン脂質」と「イノシトールリン脂質」のほぼ等量で構成されていますが、後者のもつイノシトールに作用があるのだろうと思います。本当をいえば、コリンリン脂質だけがレシチンであって、イノシトールリン脂質は、レシチンではありません。

男性の精嚢の機能には、セレン・亜鉛・モリブデンなどのミネラルが関わっているようです。マンガンが欠乏すると、精嚢腺に変性が起きると言われます。セレンは、精巣に大量に蓄積されています。

男性に関わるビタミンは、いくつも知られています。例えば、ビタミンEは精子の数を増やします。ビタミンB_2は、睾丸・前立腺・精嚢腺などの萎縮を防ぎます。ビタミンAが欠乏すると、発情が遅れたり消失したりします。ただしこれらは、ネズミや牛などを使った動物実験のデータです。

以上の資料から、男性の場合のリストを作ってみましょう。

男性ビタミン

E・B_2・A・イノシトール

男性ミネラル

セレン・亜鉛・モリブデン・クロム・銅・マンガン

女性の場合には、妊娠や排卵も問題になるので、ビタミン・ミネラルの種類が増える傾向になります。ビタミンCには、排卵誘発作用があります。ビタミンEには、妊娠促進作用がありますす。ビタミンE欠乏食を与えられたネズミは、妊娠することがありません。こういうところから、ビタミンEを、子宝ビタミンと呼ぶ人が現れました。ビタミンEの化学名「トコフェロール」には、その意味があります。

マンガンは、女性にとって、卵巣機能の正常化に必要なミネラルとされています。

女性ビタミン

A・C・E

女性ミネラル

亜鉛・マンガン

最後に、長寿の問題を取り上げたいと思います。長寿の条件は、命のロウソクを長くする条件ということになりますから、どの栄養素にも不足があってはなりません。すべての代謝が、十分に行われなければなりません。老化や成人病の主な原因である活性酸素の除去にぬかりがあってはなりません。アメリカの老人病研究所長パスウォーターは、ビタミンEを摂れば活動的寿命が5年から10年延び、ほかのビタミンやミネラルを摂れば、活動的寿命が30年延びると言いましたが、それはまったく当たり前の話なのです。パスウォーターが活性酸素除去物質を挙げなかったのは、それを知らなかったためで、これも当たり前の話なのです。

寿命に関する動物実験も、いくつかあります。ある人が、マウスとラットに、オートミール・脱脂乳・コーンオイルに、各種ビタミン・亜鉛・銅・マンガン・コバルト・モリブデンを加えたエサを与えてみました。このとき、半数には2～5ｐｐｍの三価クロムの水溶液をやってみました。すると、クロムを与えたグループの方が成長がよく、しかも長生きしました。雄マウスの寿命は、99日も長かったそうです。もともとコーンオイルには0・1ｐｐｍのクロムが含まれているのですが、その量は十分ではなかったということでした。

寿命ビタミン

A・B_1・B_2・B_6・B_{12}・C・E・H・ニコチン酸・パントテン酸・葉酸・コリン・イノシトール・ユビキノン

寿命ミネラル

クロム・セレン・カルシウム・マンガン・マグネシウム・カリウム・ナトリウム・鉄・銅・亜鉛・モリブデン・ヨード

活性酸素除去物質

カロチノイド・フラボノイド・ポリフェノール

活性酸素除去物質を、ここで初めて、ビタミン・ミネラルに追加した形にしました。これについては、次の項を参照していただきましょう。

〈解説〉

細胞を包んでいる膜の上に、レセプター（受容体）と呼ばれるタンパク質が用意されています。その尻っぽの部分は細胞の内側に向いています。

外へ向いた部分には、ホルモンや細胞増殖因子などがやってきて結合します。すると内側の部分がスタートになる「シグナル伝達」という連結した動きが生じて、必要なタンパク質を作らせるようになります。

必要なタンパク質だけを作らせるには、ふだんはオフにされている遺伝情報をオンにすればよいのです。これはＤＮＡからＲＮＡの転写のところで仕組まれており、そこで働くのが「転写因子」です。

細胞分化は、ほかの細胞とは異なるタンパク質を作るようになることであり、多くの転写因子によりすすめられています。そこで細胞分化には、シグナル伝達と転写とに動員されるビタミンやミネラルを考えなければなりません。

最近のビタミン研究により、ビタミンＡ・Ｄのほか、ビタミンＥ・ＫやビタミンB$_6$・Ｃが、遺伝情報の解読に関わっていることが分かってきました。

また、シグナル伝達では、イノシトールとカルシウムを挙げておきましょう。

12　電子どろぼうの面めん

この本には、耳なれない言葉、つまり学術用語が遠慮会釈もなくぽんぽん出てくる、と私の態度をこころよく思わない方もいらっしゃるでしょう。しかしこれは、私がもっとも気にしているところでして、専門用語は最小限度にしぼっているつもりです。そして、専門用語のそれぞれについては、できるだけ分かりやすく適当な解説をしてきたつもりでおります。

ところが、解説なしに使った用語が、少なくとも一つはあります。それは「活性酸素」です。これについては、私の書いたいろいろな本にさまざまな形での説明がありますので、欲をいえば、それを見ていただきたいと思います。

ここでは、また別の説明をしてみたいと思って、ひとひねりしてみました。

まず、活性ということですが、それはいわば「活動性」といったような意味の言葉でしょう。すると活性酸素とは、活動性をもった酸素ということになります。

では、酸素の活動性とは何でしょうか。素朴に受け取れば、それは「酸化」ということになります。

そこで、酸素にはもともと酸化力があったのではないか、それを改めて酸化力のある酸素などと、取り立てていうのはなぜか、という疑問が出てくるでしょう。あるいは、酸素には酸化力のあるのとないのとがあるのか、という疑問が出てくるでしょう。

この疑問が、話の糸口になるのです。酸素には、酸化力がほとんどないものもあり、酸化力のあるものもあり、酸化力のとびきり強いものもあり、という事実があるのです。つまり、酸素といっても、いろいろな種類（「分子種」）があるのです。

その中で一番おとなしい酸素の分子が、おなじみの酸素、すなわち大気中の酸素です。するどい読者は、そんなおとなしい酸素を呼吸してみても役に立たないのではないか、と疑うかもしれません。それはその通りです。おとなしい酸素を体内に取り入れても、そのままでは役に立ちません。それは、活性を得て初めて役に立つようになるのです。体内で酸素が働くとき、それは活性酸素に変身していなければなりません。酸化力のある酸素に変身していなければなりません。

酸素は分子種によって酸化力が違うとすれば、それを名前で区別する必要が出てきます。それも、酸化力のない酸素、酸化力のある酸素などという生ぬるい命名法では、厳密な話はできません。

酸素の命名法は、こうです。大気中にあるおとなしい酸素を「三重項酸素」とします。三重項とは何のことだ、などという詮索は、ここでは控えてください。ただ、そのように覚えておけばよいのです。

三重項酸素があるのなら、二重項酸素や一重項酸素もあるのではないか、と考える人もいるでしょう。それはもっともなことです。二重項も一重項もあります。むろんそれは、活性酸素ということになります。ただし、二重項酸素の正式の名前は、「スーパーオキサイド」です。それを簡単に「SO」と略記することもあります。「一重項酸素」はそのままの名前が通用しますが、これは酸化力の強い活性酸素の一つです。

三重項が不活性で一重項が強い活性をもつとすると、スーパーオキサイド、つまり二重項酸素の酸化力はその中間ではないか、という感じがするでしょう。その通りです。

こんなわけで、活性酸素が、スーパーオキサイドと一重項酸素と、二つあることが分かりました。この二つの区別は大切ですので、名前をよく覚えておいてください。ついでに、一重項酸素の方がスーパーオキサイドよりも活性が強いということもです。

ここまで、酸化とか酸化力とかいう言葉が出てきましたが、これについて一歩つっ込んだ理解が必要な段階がきたようです。

「酸化」とは、酸素と化合する現象だと覚えている方がおいでかと思いますが、これは昔の考え方で、もう古いのです。

原子の構造や分子の構造が分かってくると、原子現象や分子現象を見る目が変わってきました。ここで、その説明をしなければなりません。

原子の構造をみると、中心に「原子核」があって、それを遠巻きに守るように「電子」が分布しています。そのありさまは、太陽の周りに地球などの惑星があるのとよく似ています。太陽をめぐる地球の軌道が決まっているのと同じく、核をめぐる電子の軌道も決まっていま す。しかし、電子の軌道は、線ではなくて面です。だから、電子は、軌道上にいるというよ り軌道面上にいるという方が、ぴったりします。惑星が軌道を外れることができないのと同 じく、電子は軌道面を外れることができません。

しかし、習慣上は、電子の軌道面をただ軌道と呼ぶことになっているので、この本でもそ うします。でもそれが、線ではなくて面だということを、忘れないようにしてください。

ところで、電子の軌道に入る電子の数には、一つのルールがあります。それは、一つの軌道には二つしか電子が入れないというルールです。電子二つで、軌道は満席なのです。です から、一つの軌道上の電子の数は、0または1、2のどれかということになります。

ここで、電子の軌道という言葉を使いましたが、原子の場合、これを「原子軌道」といい ます。

原則として、原子軌道は核に近いところから満席になります。ですから、電子が1個もない空位軌道や、電子1個の半被占軌道は、核から遠いところにあることになります。

これは原子の話ですが、分子についても同じことがいえます。分子となると、原子がいくつか集まっているわけですから、核は、一つではありません。ですから、それを取り巻く電子の軌道面それを「分子軌道」といいますが、重なる山並のようで、全体としては、こぶだらけのジャガイモのようになります。そしてこれこそは、分子の形というものです。

この山並を作る、核から遠い軌道の大部分は被占軌道ですが、ところどころに半被占軌道もあるでしょう。

ここで分かったことは、分子の表面が電子で作られているということです。それはつまり、分子の働きを決めるものが電子だ、ということにほかなりません。問題にしている活性酸素の活性も、電子で説明することになる、ということです。

AとBと二つのジャガイモが接触したとしましょう。二つは何ごともなく、元のままの姿で離れていく場合もあります。また、Aの電子が軌道から外れて、Bの半占軌道または空位軌道におさまる場合もあります。このように、電子がAからBへ移ったとき、Aは「酸化」され、Bは「還元」されたといいます。それで、ここに起きた現象を「酸化還元反応」といいます。もちろん、これらの命名はすべて約束ごとで、何も理屈はないといってよいのです。

この酸化還元反応で、BはAを酸化し、AはBを還元したことになります。AはBによって電子を奪われたのだし、BはAによって電子を押し付けられたのだからです。

この関係を印象付けるには、Bに「電子どろぼう」というニックネームをつけたらよいかもしれません。電子どろぼうは、Aから電子を奪いとって、それを酸化したというわけです。

ここまでくると、活性酸素の話をもち出す道が開けたことになります。活性酸素は、酸化力の強い酸素だと、前に言いました。これは、活性酸素が電子どろぼうだということでしょう。弱い方のどろぼうの名がスーパーオキサイド、強い方のどろぼうの名が一重項酸素ということになります。

ところで、電子どろぼうをやる酸素は、この二つだけではありません。ほかに、一番弱い「過酸化水素」と、一番強い「ヒドロキシルラジカル」と、2人もいるのです。この4人のどろぼうを、強さの順に並べると、

ヒドロキシルラジカル・一重項酸素・スーパーオキサイド・過酸化水素

となります。この名前と順序を、頭にたたき込んでおいてください。

話が広がって申し訳ないのですが、電子どろぼうは、活性酸素ばかりではありません。フリーラジカルというのも、どろぼう仲間にいます。これは名前がなかったらしいので、「ラジカル」と呼ぶのが普通です。

ラジカル仲間には、いろいろあるのですが、ありふれたのは「脂肪酸ラジカル」というものです。これは、植物油や魚油などに多い「不飽和脂肪酸」の分子に強い活性酸素が接触すると出現します。不飽和脂肪酸は、すべての細胞膜に含まれているので、強い電子どろぼうが細胞に取り付くと、脂肪酸ラジカルが発生して、まずいことになります。

実をいうと、活性酸素四つのうち、スーパーオキサイドとヒドロキシルラジカルの二つは、ラジカルでもあるのです。ですから、電子どろぼうを活性酸素とラジカルに分類するなんてことは、できない相談になります。無理に分類すれば、ラジカル・過酸化水素・一重項酸素

ということになるでしょう。

13　活性酸素の話

どんな腕ききのどろぼうでも、電子のような目に見えないものを盗み出すことはできません。万一、電子を盗むことのできるどろぼう人間がいたら、これはまさしく極悪人だとされるに決まっています。活性酸素とかラジカルとかの電子どろぼうは、まったくたちが悪いのです。生命財産の敵という言葉がありますが、どろぼう人間は、財産の敵ではあっても生命の敵とはいえません。ところが電子どろぼうは、生命の敵だからこわいのです。

先に述べたことですが、分子は、電子の軌道面が重なりあって山並を作っています。これを、でこぼこだらけのジャガイモに例えてみました。ここから電子が盗み出されると、山がつぶれるかもしれません。そうすれば、分子の立体形は変化してしまうでしょう。そのときその分子は、受けもった仕事ができなくなります。仕事をやめるか、ほかの仕事を始めるか、どちらかです。それが身体にとって好ましいことでないことは、いうまでもありません。

分子が電子どろぼうの手にかかると、電子を失います。これはつまり酸化したということです。酸化した分子は、以前と形が違います。酵素タンパクの立体形のことは、前にさんざん扱いましたが、これは非常に重要なものです。酵素タンパクは、酸化するとその働きをなくすからです。

ＤＮＡが酸化しても困ります。遺伝情報が狂ってしまうからです。これは「突然変異」と呼ばれて、変化につながることがあります。それは、本来の仕事と違う仕事を始める場合です。さもなければ、このＤＮＡは何の働きもしなくなります。むろんこの方が、突然変異より無難なわけですが。

想像がつくことと思いますが、ＤＮＡに突然変異が起きたとき、それは「腫瘍」を作ります。これには良性のものも悪性のものもありますが、悪性腫瘍となれば、これは「ガン」です。ガンの原因が電子どろぼうであることは、専門家の間では定説になりました。

電子どろぼうが細胞膜におそいかかると、脂肪酸ラジカルが発生することはすでに述べましたが、このとき「過酸化脂質」というものが作られます。これは不飽和脂肪酸が酸化した物質で、天ぷら油を何回も使ったときにできる物質と同じものです。

過酸化脂質は茶褐色をしたもので、この分子はたくさん集まってかたまりを作る傾向があります。天ぷら油の中からドロドロのものが現れれば、この「重合物」です。

過酸化脂質のことを、私は「爆弾の小包」だと言ったことがあります。それは小包のままでいる間は、こわくも何ともありません。しかし、何かの拍子で爆発したら、けがをするかもしれません。過酸化脂質とは、そういう性質のものなのです。

細胞膜に電子どろぼうが取り付いて、過酸化脂質を作ったとしましょう。そしてそれが、血中に流れ出したとしましょう。

これが血管の中をするする流れているうちは無事ですが、渦に巻き込まれるとか、内皮細胞のすきまにはさまるとかすると、それがきっかけで、分子にひびの入ることがあります。そんなことになると、とたんに一重項酸素が出てくるのです。

一重項酸素は強い電子どろぼうですから、血管内皮細胞に傷をつけるでしょう。それがもとで、血管が破れたり、アテロームができたりする事故の可能性が出てきます。

ここまでのところを振り返ってみると、ガン・心不全・脳卒中の三大成人病が、活性酸素に関係のあることが発覚したといってよいことがお分かりでしょう。

ここで問題になるのは、この電子どろぼうが、どこから体内にしのび込んだかということです。

細胞膜を電子どろぼうがアタックすると、過酸化脂質という爆弾小包ができることを前に書きましたが、この電子どろぼうがどこからしのび込んだかについては、ふれませんでした。実をいうとそれは、鼻から侵入する場合もあり、体内で発生する場合もあります。

大気中の酸素は、大部分がおとなしい三重項酸素ですが、ちょっぴりスーパーオキサイド（一重項酸素）を含んでいます。これはもう、りっぱな電子どろぼうです。

20世紀の初頭、キュリー夫人のラジウムが有名になると、銀座にマダムキュリー・バーと名乗るバーが現れました。ここでの売りものは、ラジウム水だったそうです。これは、ラジウムの崩壊で発生する放射性のガス「ラドン」の溶けた水で、これを飲めば体内でヒドロキシルラジカルが発生するはずです。このものが最強の電子どろぼうであることは、もうご存じでしょう。

マダムキュリー・バーは、電子どろぼうを売りものにしていたわけです。当時は、ラジウム温泉とかトリウム軟膏とかが、もてはやされたものです。トリウムも、放射性元素の仲間なのです。

こんなばかげた発想は現代にはないかというと、そうではありません。オー・ツー・バーがあり、国会議事堂には酸素吸入コーナーがあるそうです。ここでは、ボンベに入れた酸素の吸入ができるわけですが、このような濃度の高い酸素は、大気中の酸素と比べてスーパーオキサイドの比率が高くなっています。極端ないい方をすれば、ボンベの酸素を吸うことは、電子どろぼうを呼び込むことになるのです。

こういうわけで、電子どろぼうの侵入口として鼻を挙げることができます。しかしそれは、口からも侵入します。そのとき電子どろぼうは、小包に姿を変えています。それは、過酸化脂質という名の爆弾小包です。

過酸化脂質を含む食品を並べておきましょう。

魚の干物・煮ぼし・しらす・ポテトチップス・かりんとう・冷凍マグロ・日なたにおいたラーメン

過酸化脂質は不飽和脂肪酸からできたものですから、結局、植物油や魚油など、不飽和脂肪酸を含む食品の、なれの果ての産物ということになります。つまりそれは、古くなればあやしい、ということです。ことに日光に含まれる紫外線は、大気の酸素分子をアタックして、これをスーパーオキサイドに変えるので、日なたに長くおいたインスタントラーメンなどは、間違いなく大量の過酸化脂質を含んでいることになります。

口から入る電子どろぼうとしては、パラコートなどの枯葉剤農薬があります。これは、スーパーオキサイドで植物の葉を傷めるのが目的のものですが、自殺にも使われます。電子どろぼうは生命の敵で、じわじわ働いて病気を起こすこともあり、命を奪うこともあるのです。パラコートを飲んだらまず助からないことは、自動販売機から取り出したパラコート入りドリンク剤による殺人事件の例で、よくお分かりのことと思います。といっても、食品に生じた過酸化脂質は、よく熱を加えれば分解します。もし大量に腸内に送り込まれたときは、下痢という手段で流し出されてしまいます。こわいのは、ひそかに身体の中で生まれている過酸化脂質です。

獅子身中の虫という言葉がありますが、電子どろぼうがまさにそれです。それは、主として体内であばれまわるのです。

まず、**スーパーオキサイドの発生**する場合を挙げてみましょう。

エネルギー産生・食細胞活動・薬物代謝・コレステロール合成・胆汁酸合成・キサンチンの酸化

ほかにもいろいろありますが、主なものだけでもこのように多彩です。エネルギー産生といえば、すべての細胞で四六時中行われているものです。例えば、身体を激しく動かすようなときには、エネルギー発生量が多くなるので、スーパーオキサイド発生量も多くなります。そういうときには、電子どろぼうがやたらに現れて、あばれまわることを覚悟しなければなりません。ジョギング中の主人公の命を奪うことがある事実は、新聞などで見ることができます。電子どろぼうは、ドクターチェックにかからないから困ります。

食細胞といえば、細菌やウイルスなどを食べる白血球の仲間のことで、これは、大食細胞とも呼ばれる「マクロファージ」と、小食細胞とも呼ばれる「好中球」と、2種類のものがあります。どちらも敵をやっつける武器は、スーパーオキサイドを中心とする活性酸素だと分かりました。食べて殺すのではなく、食べる前に活性酸素を発射して敵を殺すことが発見されました。好中球は、自分の作った活性酸素のために死んで「うみ」になりますが、マクロファージは、敵を分解して自分の栄養にしてしまいます。

とにかく、細菌やウイルスなどがくると、食細胞は、スーパーオキサイドを放出します。これがオーバーになるために、いろいろな事故が起きると考えられています。

薬物代謝とは、医者の薬や添加物・汚染物質ばかりでなく、自分の作ったホルモンまでを処理する作業を指す言葉です。この作業に伴って、スーパーオキサイドが出てくるのです。薬や添加物や汚染物質がこわいのは、身体がそれを処理する際に発生する活性酸素がこわいということにほかならない、ということを覚えておいてください。

コレステロールは、細胞膜などの生体膜の成分として、各種ステロイドホルモンの原料として、またビタミンＤの原料として大量にいるものなので、食物から摂るだけではたりません。それで、肝臓でこれを作ります。そのときにスーパーオキサイドが出てくるというのですから、コレステロールは食物から摂るのが賢明、という見方もできるわけです。

また、胆汁酸はコレステロールから作られます。このときにも、スーパーオキサイドが現れるのです。血中コレステロール値が高いと、それにフィードバックして胆汁酸の生産量が増えますが、それに並行してスーパーオキサイドの発生量も増えるわけです。

キサンチンというのは、高エネルギー分子ＡＴＰの分解物の名前です。組織が虚血におちいると、ＡＴＰがこわれてキサンチンになります。交通事故の際の衝撃などで血管が「攣《れん》縮《しゅく》」すると、脳や心臓などに虚血が起きることがあります。このとき、スーパーオキサイドによる障害が問題にならないわけにはいきません。

次は、最強の電子どろぼう**ヒドロキシルラジカルの発生する場合**を挙げることにします。

ステロイドホルモン合成・ステロイドホルモン分解・アミン型ホルモン分解・過酸化脂質亀裂・放射線被曝・Ｘ線照射

ステロイドホルモンといえば、副腎皮質ホルモンや性ホルモンのことです。このホルモンが作られるときにも分解するときにも、ヒドロキシルラジカルが出てきます。ということは、この大どろぼうが、性活動やストレスに乗じて、のさばって悪事を働くということです。身体は、これを一方で作り、一方でこわして、一定の濃度を保とうとするわけですから、分解に伴って大どろぼうが出てくるということになります。ステロイド剤の投与は、よくあることですが、これも分解作業を受けるわけですから、ヒドロキシルラジカルを作ることになります。これが、ステロイド剤の副作用の実体といってよいのです。

アミン型ホルモンとは、神経伝達を受けもつ、アドレナリン・ノルアドレナリン・ドーパミンなどの総称です。これの詳しいことは、私の『脳と栄養を考える』(「三石巌全業績」第10巻)などを見ていただかなければなりませんが、おおざっぱにいえば、喜怒哀楽や不安と関わるホルモンが、これだといってよいのです。ということは、情動にふけるときには、大どろぼうの活躍を覚悟する必要があるということです。

過酸化脂質分子にひびわれができるときには、一重項酸素が出てくるということを、前に述べたことがあります。過酸化脂質は、爆弾小包には違いないのですが、そこには、一重項酸素だけでなく、ヒドロキシルラジカルも発見されました。

放射線の定義はいろいろですが、ここではそれを放射性元素から出てくるアルファ線・ベータ線・ガンマ線と、X線とをあわせたものとしておきます。放射線は、水分を含む物質に照射されると、水を分解してヒドロキシルラジカルを作るものです。このとき、一重項酸素も出てきます。放射線障害の一部は、これらの活性酸素によるのです。

次は、**一重項酸素の発生源**を並べることにしましょう。

ステロイドホルモン合成・ステロイドホルモン分解・オゾン・過酸化脂質亀裂・放射線被曝・X線照射

オゾンが健康によいという話は、昔はありました。ところが、このガスを吸うと、肺の中に一重項酸素が発生することが分かってみると、昔の常識の間違いに、改めて驚かされます。マーガリンはバターより良い、卵は血中コレステロール値を上げるなど、昔の常識があやまりと分かった例は多いのです。

最後は、**過酸化水素の発生源**を並べてみましょう。

たばこ・アミン型ホルモン分解

たばこの害は、やかましく騒がれています。そしてそれが過酸化水素によるものであることが、国立がんセンター研究所の元生物物理部長永田親義博士によって報告されたのは、1985年のことでした。それ以来、たばこの害とその対策が、活性酸素に的をしぼって考えられるようになりました。過酸化水素を処理する方法が簡単だということが分かると、たばこの問題は一転してそのメリットに向けられることになったようです。

1988年の敬老の日に、100歳のおばあちゃんがテレビの画面に出て、「17歳からたばこを吸っている」と笑っていたことを思い出します。

なお、過酸化水素は、スーパーオキサイドの変身として体内に現れるものですから、決してまれな活性酸素ではありません。このことについては、次の項で扱いますので、そこをご覧ください。

14 抗酸化ビタミン・ミネラル

電子どろぼうには、大物も小物もあり、小包にかくれたものもあること、さらにまた全身的に活躍するものもあり、局部的に活躍するものもあることが、もうお分かりでしょう。人間の身体はうまくできている、とよく言われます。それを考えると、電子どろぼうがどんなにやっかいなしろものであっても、これを取りおさえるシステムがなくては大変だ、と誰しも思うことでしょう。そして事実は、確かにそうなっているのです。

それはつまり、活性酸素を除去する物質が、いろいろと用意されているということです。しかし、万全というわけではありません。重大な問題がそこにある、といってよいでしょう。

電子どろぼうを取りおさえる物質は、おしなべて「抗酸化物質」と呼ばれます。電子どろぼうの働く悪事は、酸化だからです。そして、ビタミンやミネラルの中に抗酸化物質として作用するものがあります。それが、抗酸化ビタミン・ミネラルということになるわけです。

ビタミン・ミネラルの位置付けのところに、全細胞ビタミン・ミネラルとスポットビタミン・ミネラルという枠がありましたが、そのような分け方でいけば、抗酸化ビタミン・ミネラルは、全細胞の枠に入ります。

実をいうと、活性酸素についての情報がそろい始めたのは、１９８０年代になってからのことで、つい最近のことなのです。それに、100万分の1秒程度で仕事をすませるような早業師もいるという事実があって、追跡は、容易ではありません。そのために、かゆいところに手が届きかねるのが現状です。

まず、スーパーオキサイドに対する抗酸化物質から、話を始めることにしましょう。ここでは、活性酸素を除去する抗酸化物質を「スカベンジャー」と呼ぶことにします。電子どろぼうをつかまえて手錠をはめる警官がスカベンジャーだ、といってよいでしょう。

私たちの身体のすべての細胞に、スーパーオキサイドのスカベンジャーが配備されています。そこでは、間違いなしにスーパーオキサイドが発生しているからです。このスカベンジャーの名前を「SOD」といいます。日本語にすれば、これは「スーパーオキサイド除去酵素」となります。ここでSOは、スーパーオキサイドの略号です。

SODは、スーパーオキサイドを除去するといっても、それを無害な三重項酸素にしてくれるのではなく、弱い活性酸素の過酸化水素に変えるだけのことです。だからSODは、大どろぼうを小どろぼうにするのが役目だといってよいでしょう。

太く短く生きる、という言葉がありますが、電子どろぼうには、これがよく当てはまります。大物ほど寿命が短いのです。過酸化水素は小どろぼうなので、その寿命は人間よりずっと長いのです。しかしどろぼうはどろぼうですから、これを野放しにするわけにはいきません。そこで身体は、これの処分を専門にする二つのスカベンジャーを用意しています。その名を、「グルタチオンペルオキシダーゼ」「カタラーゼ」といいます。両方ともに酵素ですが、前者はセレン酵素であって、セレンがないと働けないのです。

この二つの酵素のどちらが働いても、過酸化水素は、水と三重項酸素という、まったく無害な物質に変身してしまいます。これで電子どろぼうは、一巻の終わりということです。

現実がこの通りにいけば、スーパーオキサイド・過酸化水素という小どろぼうについては何の心配もいらず、めでたしめでたしということになりますが、それは若いときだけの話です。そしてそのことが、ガンや成人病が若者と縁が薄いことの本来の理由なのです。

経験的な事実として、スカベンジャーＳＯＤの活性が、40歳ごろから低下することが、知られています。このことは、中年になれば、スーパーオキサイドが大手をふるって、体内を荒らしまわる可能性のあることを示します。ジョギング中に急死事件を起こすことなどは、10歳代・20歳代の若者にはみられないといってよいのです。

では、中高年者はスーパーオキサイドにお手上げかというと、そんなことはありません。安心してよいのです。

ただしそのためには、それなりの対策がいります。それは、ビタミンCまたはユビキノン（コエンザイムQ_{10}）を摂ることです。これらのビタミンの働きはＳＯＤと同じで、スーパーオキサイドを過酸化水素に変えるだけのものです。

そこで、**スーパーオキサイドのスカベンジャー**を挙げてみます。

スーパーオキサイド除去ビタミン

C・ユビキノン

スーパーオキサイド除去ミネラル

銅・亜鉛・マンガン

その他のスーパーオキサイド除去物質

セルロプラスミン・ポリフェノール・フラボノイド

スーパーオキサイド除去ミネラルとしたものは、SODに含まれているミネラルのことです。人間のもつSODには、「銅亜鉛SOD」と「マンガンSOD」と2種のものがあります。前者は白血球などを除くすべての細胞の内部に存在し、後者はミトコンドリアに存在します。

「セルロプラスミン」は、血中にある銅タンパクです。これは、銅の備蓄と配給とを任務とするタンパク質です。

このセルロプラスミンは、スーパーオキサイドに出会うと、それを、無害なただの酸素と水とにしてしまいます。

ポリフェノールやフラボノイドは、植物の葉が用意している生理活性物質で、その種類は、あわせて2000種以上あります。その中には、各種活性酸素に対するスカベンジャーもあり、過酸化脂質を分解する物質もあり、そういうものとは関係のない物質もあります。

植物の葉に、そのようなスカベンジャーがあるなら、葉菜類を食べたらよかろうと考えてよいわけですが、ここに大問題があります。これらの有効成分は、分子が大きすぎて、腸壁を通って吸収されないのです。つまり、分子を小さくしたものを食べなかったら、せっかくのスカベンジャーも、直接トイレ行きになってしまうのです。

高分子を低分子にすることは、一筋縄ではできません。同じポリフェノールの仲間でも、ゴマのそれはローストすると低分子化しますが、緑茶のタンニンは反対で、高温では重合して分子が大きくなります。

このようなことを考慮して、私は低分子化したものを使っていますが、ポリフェノールやフラボノイドのスカベンジャー効果には、驚くべきものがあります。

それはさておき、今度は、陰険な小どろぼうである**過酸化水素のスカベンジャー**を、リストアップしてみましょう。

過酸化水素除去ビタミン

過酸化水素除去ミネラル

セレン（グルタチオンペルオキシダーゼ）・鉄（カタラーゼ）

その他の過酸化水素除去物質

ポリフェノール・フラボノイド

ここで過酸化水素を陰険だと言ったのは、これが、スカベンジャーの手を逃れると、大どろぼうヒドロキシルラジカルに変身するからです。ただしこのとき、鉄イオン（二価）または銅イオン（一価）がないと、変身ができません。それなら二価の鉄イオンも一価の銅イオンもないようにすればいいじゃないか、と言いたくなりますが、これが思うようにいかないのです。

アメリカ人に心臓病が多いことは、よく知られています。ある学者の研究によると、これはコーラの流行と関係があるそうです。コーラに一価銅イオンがあるからだ、と書いた報告がありました。

ここに、興味ある事実がいくつかあります。一価銅イオンは、ヒドロキシルラジカルを作ると二価銅イオンになり、二価鉄イオンは、ヒドロキシルラジカルを作ると三価鉄イオンになるということです。どちらも酸化反応です。そして、二価銅イオンも三価鉄イオンも、過酸化水素をヒドロキシルラジカルにする働きをもちません。

もう一つの興味ある事実は、血中にある銅タンパク「セルロプラスミン」の挙動です。まず、血中に銅があると、このタンパク質が作られて、それを取り込んでしまいます。また二価鉄イオンがあると、それに作用して三価鉄イオンに変えてしまいます。さらにまたその三価鉄イオンを、「トランスフェリン」と呼ばれるタンパク質に渡してしまいます。

血中には、このほかに「フェリチン」というタンパク質があります。これは、三価の鉄イオンを収容するのが役目です。

このほかに銅をつかまえるタンパク質の「メタロチオネイン」があります。

このようにして、過酸化水素からヒドロキシルラジカルを作る悪役、一価銅イオン・二価鉄イオンが血中に存在しにくくするための環境条件は、ちゃんと整備されているといってよいでしょう。むろん、そこに「すき」はあります。

とにかくここで、**ヒドロキシルラジカルのスカベンジャー**を、リストアップしてみます。

ヒドロキシルラジカル除去ビタミン

E・C

ヒドロキシルラジカル除去ミネラル

その他のヒドロキシルラジカル除去物質

ヒスチジン・尿酸・カロチノイド・フラボノイド・ポリフェノール

なお、ヒスチジンはアミノ酸の一つですから、タンパク質から供給されます。尿酸は、「痛風」にむすびつけられている悪役ではありますが、ヒドロキシルラジカル除去という大役をこなしています。尿酸は、DNA・RNAという核酸の一部の分解産物なので、常に血中に存在する物質です。

カロチノイドは、だいだい色の色素の仲間で、濃緑野菜と呼ばれる葉菜に葉緑素と一緒に含まれています。ニンジン・カボチャ・ミカン・卵黄などの色は、これです。

フラボノイド・ポリフェノールについては、前に書いたのと同じことがいえます。

最後に、**一重項酸素のスカベンジャー**を、リストアップしましょう。

一重項酸素除去ビタミン

A・B_2・E

一重項酸素除去ミネラル

その他の一重項酸素除去物質

尿酸・ビリルビン・トリプトファン・ヒスチジン・カロチノイド・ポリフェノール・フラボノイド

尿酸についてはすでに説明しましたが、ビリルビンは初めてです。これはヘモグロビンの分解物で、胆汁や大便を染めている色素です。これの血中濃度が高いと、「黄疸」になります。こういうものが一重項酸素のスカベンジャーになるのですから、生体現象には味があると言いたくなります。

トリプトファンは、ヒスチジン同様にアミノ酸で、タンパク質を摂れば自然に摂れると言ってよいでしょう。

カロチノイド・ポリフェノール・フラボノイドについてもすでに説明しましたが、フラボノイドについて、ひとこと付け加えておきます。それは、イチョウの緑葉に含まれている特有な「二重フラボノイド」というものです。これはもちろん高分子ですが、これを低分子化したものには、格別に強い活性酸素除去作用とともに、多彩な生理作用があるのです。

いささか余談になりますが、イチョウの二重フラボノイド、つまり2種のフラボノイドが同居しているフラボノイドが、4種類もあります。このほかに、二重でないフラボノイドも10種ほどあって、どれもイチョウの葉に特有と言われているのです。

このイチョウ葉フラボノイドの作用は、活性酸素除去だけではありません。中動脈・小動脈・毛細血管を広げて、血液を流れやすくします。脳や心臓や足などには「副血行路」（側副循環）というバイパス的な血管がありますが、イチョウ葉フラボノイドには、これを開通させる働きもあります。つまり、ここにあげた二つの作用によって、全身的に血流量が、大幅にアップすることになります。しかもこれは、いくらたくさん食べても副作用のないことが確かめられているのです。

このようなあらたかな効果がはっきりするにつれて、いまやイチョウ葉フラボノイドの評価は、世界的に高まりつつあるのが実情です。フランス・ドイツ・スイスあたりでは、これが、痴呆の薬として珍重されるようになりました。皮膚や筋肉の温度が上がる、目や耳の感覚がよくなる、コレステロール値や血糖値が改善される、動脈硬化が改善される、ＡＴＰの生産が高まるなど、よいことづくめのありさまです。

イチョウ葉フラボノイドは、高齢化社会の福音といえるでしょう。

15 ビタミン・ミネラルの給源

いろいろなビタミンやミネラルが、健康管理の鍵をにぎっていることは、もうお分かりかと思います。それを不足なく摂るのには、特別に用意されたいわゆる栄養補給食品を摂るのが早道ですが、なるべくありふれた食品を当てにしたいと考える方が多いと思います。そこで、そういう食品を、表にまとめしました。

毎日30種の食品を摂るように、というアドバイスが、厚生省（現・厚生労働省）から発表されたことがありますが、この表は、それを忠実に守ろうとするような人に役立つことと思います。念のために申しそえますが、日常の食生活で、ごくわずかしか食べないもの、例えばワサビとかシソの葉とかいうようなものは、はぶきました。また、あまり大衆的と思われないもの、例えば、うるか・スッポンといったようなものも、はぶきました。ご了承をお願いします。

ご推察のことでしょうが、私は、このような表をほとんど利用しません。メガビタミン主義からすると、量的に不十分のおそれがあるからです。

ビタミン・ミネラルの給源表

ビタミン・ミネラル	食品名
ビタミンA	タラ肝油・バター・ウナギ・ヤツメウナギ・牛レバー・豚レバー・鶏レバー・鶏卵・粉乳・チーズ・ホウレンソウ・イワノリ・アサクサノリ・チョコレート
ビタミンB_1	大麦・小麦・カボチャ種・クリ・クルミ・ゴマ・ピーナッツ・アズキ・インゲン豆・コイ・フナ・ヤツメウナギ・すじこ・牡蠣・ウニ・牛レバー・粉乳・セロリ・枝豆・ソバ
ビタミンB_2	小麦胚芽・ソバ・カシューナッツ・なっとう・ウナギのきも・ソウダカツオ・ドジョウ・シタビラメ・ヤツメウナギ・たらこ・すじこ・からすみ・ウニ・牡蠣・するめ・牛レバー・豚レバー・鶏レバー・鶏卵・粉乳・チーズ・ホウレンソウ・ダイコン葉・葉トウガラシ・セロリ・アスパラガス・エノキダケ・シイタケ・マッシュルーム・シメジ・イワノリ・アサクサノリ・コンブ
ビタミンB_6	酵母・レバー・粉乳・魚肉・玄米・白米・卵黄・小麦粉・ダイズ・エンドウ・インゲン・キュウリ・ジャガイモ・サツマイモ・ホウレンソウ・ニンジン・カブ
ビタミンB_{12}	レバー・血合肉・すじこ・たらこ・イワシ・ニシン・アサリ・シジミ

ビタミン・ミネラル	食品名
ニコチン酸	ピーナッツ・ピーナッツバター・イワシ・にぼし・カジキ・キハダマグロ・カツオ・サバ・サケ・サンマ・ヒラメ・ブリ・イカ・レバー・シイタケ・ワカメ・アサクサノリ・コーヒー
パントテン酸	酵母・レバー・鶏卵・牛肉・豚肉・鶏肉・粉乳・チーズ・豆類
葉酸	レバー・キュウリ・チーズ・玄米・小麦・白米・ダイズ・グリーンピース・バナナ・ホウレンソウ・牛もも肉・ハム
コリン	レシチン・レバー・牛もも肉・ハム・鶏卵・牛乳・ダイズ・ホウレンソウ
イノシトール	オレンジジュース・牛乳・トマト・リンゴ・牛肉・小麦粉
ビタミンC	ユズ皮・キンカン皮・ニガウリ・イチゴ・抹茶・レモン・パイナップル・パパイア・ホウレンソウ・ピーマン・シュンギク・オクラ・キャベツ・ブロッコリー・グリーンアスパラガス・ネギ・ハクサイ
ビタミンE	小麦胚芽油・ピーナッツ・バター・レバー・オートミール・鶏卵・アーモンド・エンドウ・インゲン・サツマイモ・レタス・ホウレンソウ

ビタミン・ミネラルの給源表

ビタミン・ミネラル	食品名
ユビキノン	マグロ・カツオ・レバー・牛肉・豚肉・心臓（焼鳥）
ビタミンH	鶏肉・豚肉・牛肉・鶏卵・小麦粉・白米・牛乳・チーズ・魚肉・オレンジジュース・リンゴ
ビタミンK	ホウレンソウ・キャベツ・カブ葉・ダイコン葉・パセリ・トマト・ニンジン・牛肉・豚肉・マトン・ワカメ・なっとう
カロチノイド	ブロッコリー・カブの葉・ダイコン葉・カボチャ・カラシナ・シュンギク・レタス・トウガラシ・ニンジン・ピーマン・ホウレンソウ・グリーンアスパラガス・ネギ葉・番茶・煎茶・アンズ・パパイア
カルシウム	小魚・牛乳・小麦胚芽・しらたき・黒砂糖・粉乳・卵黄・チーズ・みそ・ゴマ・ピーナッツ・インゲン・エンドウ・ダイズ・パセリ・かんぴょう・ヒジキ・ワカメ・ドジョウ・フナ・すじこ・ワカサギ・シジミ
鉄	ゴマ・アーモンド・カシューナッツ・ゆば・イワシ丸干・ヤツメウナギ・サザエ・シジミ・牡蠣・アサクサノリ・コンブ・プルーン・レーズン・ホウレンソウ

ビタミン・ミネラル	食品名
銅	牡蠣・クルミ・レバー・ソバ・豚肉・大麦・ハマグリ・ニンジン・ニンニク・小麦・鶏肉・鶏卵
亜鉛	牡蠣・ショウガ・牛もも肉・レバー・粉乳・卵黄・クルミ・イワシ・鶏肉
マンガン	ナッツ類・大麦・ソバ・小麦・クルミ・ホウレンソウ・レーズン・カブ葉・芽キャベツ・オートミール・トウモロコシ
マグネシウム	アサクサノリ・コンブ・小麦胚芽・アーモンド・カシューナッツ・酵母・ソバ・ピーナッツ・とうふ・玄米・ホウレンソウ・ダイズ・トウモロコシ・ニンニク・レーズン・ジャガイモ・カニ・バナナ・サツマイモ
クロム	酵母・牛肉・小麦・牡蠣・ジャガイモ・小麦胚芽・鶏卵・鶏肉・黒砂糖
セレン	バター・ワカサギ・小麦胚芽・ナッツ類・ホタテ・大麦・小麦・イセエビ・小エビ・ハマグリ・カニ・牡蠣・牛乳・タラ・玄米・牛肉・ニンニク・オレンジジュース・ビール酵母・レバー・マグロ

エピローグ

「健康自主管理」は、私のモットーです。そのモットーは、私としては私なりの根拠をもっています。その根拠というのは、ほかでもありません。私の栄養学、つまり「分子栄養学」なのです。

私は、自分の作った栄養学によって、自分の健康を管理している、というわけです。こんなことを聞かされたら、いい気なもんだ、とあきれる方もおありでしょう。でも私は、大まじめで、自信をもって、大きな声でそういう宣言をし続けたいのです。

栄養学の開祖をラボアジェとすると、彼は、フランス革命のさなかに断頭台のつゆと消えた人ですから、それからもう200年以上経っています。それ以後の栄養学の発展をみると、いわゆるパラダイム（考え方のもとになる規範）の転換がまったくありません。科学史家クーンによれば、科学の進歩はパラダイムの転換によるとされますが、それが、栄養学の場合にはまったくみられないのです。

パラダイムの転換とは、別に新しいデータが提供されなくても、考え方の枠組の変更が起こることを指す、としてよいでしょう。そして、それを試みたのが、私なのです。ということは、私の分子栄養学はパラダイムの転換によって生まれた、ということです。分子栄養学は、新しい事実の発見によって生まれたものではなく、考え方の枠組を変えた栄養学といってよいものなのです。

このパラダイムの転換によって、これまでの栄養学は「古典」になりました。古典栄養学は、古い考え方の栄養学なのですから、それによる健康管理も古いと言わなければなりますまい。古い頭で健康管理を考えるのは、時代遅れというものではないでしょうか。

本文にもあることですが、ワトソンとクリックの両人の研究は、生命に関わるすべての学問にパラダイムの転換をせまるほど、偉大なものでした。栄養学がその影響をまったく受けないですむと思うのは、本当はおかしいのです。

この本は、なるべくやさしくしたいと思って書いたので、分子栄養学の中身をきびしく見たいという人には、もの足りないものになりました。詳しいことは『分子栄養学序説』(「三石巌全業績」第3巻)にありますので、それを読んでいただきたいと思います。

健康管理というものは、栄養を抜きにしては語れないはずです。とするならば、新しい頭で栄養のことを考えたらいかがでしょうか。というのが、この本の、あるいは、私の態度である、と言っておきましょう。

この本を、「健康自主管理システム」の第1巻として刊行するのも、このような理由からといってよいでしょう。

1989年12月

三石　巌

父・三石巌とメグビーについて

株式会社メグビー　代表取締役　笹木多恵子

父・三石巌は１９０１年（明治34年）に生まれ、１９９７年（平成9年）95歳で亡くなるまでに、物理学者として自然科学全般の知識を得て、児童書、科学書、健康関連の書物を３００冊あまり書き残しました。出版されてから長い年月が経ち、現在では、絶版になっているものがほとんどになりました。科学や医学の情報は日進月歩で変化を遂げ、多くの関連書が次々と出版されているにもかかわらず、三石の著書を読みたいという声が今日も絶えません。

三石巌は「１００年経っても腐らない情報でなくてはならない」と言っておりましたが、30年以上も前に仮説としていたことが、徐々に肯定されていくことは驚きでもあります。

発明家を夢見た父は、「三石理論」という大きな財産を遺して逝きました。

自分や家族の健康を考えるとき、医師に委ねるのではなく、誰もが正しい知識を学び、健康の自主管理ができることを願い、科学的生命観と論理的思考による三石理論が誕生しました。学ぶことによって的確な健康管理ができることを身をもって示し、正しい知識や情報の蓄積がなければ健康の自主管理は難しいことを訴えています。

三石巌は、１９８１年には、学問の後継者を育て、講演会、書籍の出版を通じて三石理論を広く発信するために三石理論研究所を設立し、また、自らの理論の上に成り立つ健康食品が手に入らないことから、１９８２年には三石理論による製品群を揃えた株式会社メグビーを設立しました。株式会社メグビーでは現在も、三石理論に基づくさまざまな食品群を提供し続けております。
本書が皆様の健康の維持、生活習慣病や老化の予防、改善などにお役に立つことを願ってやみません。

２０１７年5月

三石 巌　MITSUISHI Iwao

1901年－1997年。東京生まれ。東京帝国大学（現東京大学）理学部物理学科および同工学部電気工学科大学院卒業。日本大学、慶應義塾大学、武蔵大学、津田塾大学、清泉女子大学の教授を歴任。理科の教科書、子どものための科学書から専門書まで、生涯著作は300冊以上にのぼる。科学学術用語の統一にも力を尽くした。60歳の時に分子生物学の研究を開始し、三石理論を確立、分子栄養学による健康自主管理を実践した。株式会社メグビーと三石理論研究所はその活動拠点として自ら設立したものである。創造性と論理に基づく発明家精神を発揮し続け、活性酸素の害は驚くほど早い時期に提唱していた。亡くなる直前まで講演、執筆による啓蒙活動を続け、生涯現役を貫いた。

分子栄養学のすすめ

健康自主管理の基礎知識

健康自主管理システム ❶

2017年7月25日　初版第1刷発行
2018年5月15日　初版第3刷発行

著者	**三石 巌**
発行人	**阿部秀一**
発行所	**阿部出版株式会社**
	〒153-0051
	東京都目黒区上目黒4-30-12
	TEL：03-3715-2036
	FAX：03-3719-2331
	http://www.abepublishing.co.jp
印刷・製本	**アベイズム株式会社**

ISBN978-4-87242-652-6　C0047